गिरजा शंकर उपाध्याय

योग को अपनाएं
बीमारियों से मुक्ति पाएं

अब जानिए योग के उन रहस्यों को जिनसे अभी तक सभी अनजान हैं

योग को अपनाएं
बीमारियों से मुक्ति पाएं

अब जानिए योग के उन रहस्यों को जिनसे अभी तक सभी अनजान हैं

गिरजा शंकर उपाध्याय

Worldwide Publishing by
Pendown Press
Powered by Gullybaba

PENDOWN PRESS

Powered by **Gullybaba Publishing House Pvt. Ltd.,**
An ISO 9001 & ISO 14001 Certified Co.,
Regd. Office: 2525/193, 1st Floor, Onkar Nagar-A, Tri Nagar, Delhi-110035
Ph.: 09350849407, 09312235086
E-mail: info@pendownpress.com
Branch Office: 1A/2A, 20, Hari Sadan, Ansari Road, Daryaganj, New Delhi-110002
Ph.: 011-45794768
Website: PendownPress.com

First Edition: 2022
Price: ₹299/-
ISBN: 978-93-5554-193-2

All Rights Reserved

All the ideas and thoughts in this book are given by the author and he is responsible for the treatise, facts and dialogues used in this book. He is also responsible for the used pictures and the permission to use them in this book. Copyright of this book is reserved with the author. The publisher does not have any responsibility for the above-mentioned matters. No part of this publication may be reproduced, distributed, or transmitted in any form or by any means, including photocopying, recording, or other electronic or mechanical methods, without the prior written permission of the publisher and author.

Cover, Layout and Illustration by Pendown Graphics Team
Printed and Bound in India by Thomson Press India Ltd.

विषय-सूची

भूमिका i
आभार ii

1. योग क्या है? 1
   - योग की परिभाषा
   - योग की उपयोगिता
2. विहार, आहार, स्वास्थ्य-सम्बर्धन एवं सुधार 3
   - आदर्श दिनचर्या
3. योग के प्रकार 8
   - मंत्र-योग
   - हठ-योग
   - लय-योग
   - राज-योग
4. आसन या योगासन 15

   A. सूर्यनमस्कार

   B. विभिन्न स्थितियों में किये जाने वाले आसन
   - खड़े होकर
   - बैठकर
   - लेटकर
5. प्राणायाम 84

6.	दैनिक योग के अंत में क्रियाएँ	114
7.	युवा बने रहने के लिए विशिष्ट एकादश संकल्प क्रिया	120
8.	रोग के निवारण में मददगार बिंदु दाब या सुई दाब चिकित्सा (Acupressure)	121
9.	विभिन्न प्रकार के रोग निवारण हेतु आसन, प्राणायाम एवं हस्त मुद्राएँ	123
10.	आम स्वास्थ्य समस्याओं का उपचार	142

- जोड़ों का दर्द
- सरदर्द/अधकपारी
- गले का दर्द/खरास
- कान का दर्द
- नाक का दर्द
- बेल का तेल
- दांतों के दर्द का उपाय
- पाचन सम्बन्धी समस्या
- पेट में गैस (वातरोग)
- गुड़ और चने का बेजोड़ संगम
- उत्कृष्ट सेक्स जीवन
- नपुंसकता
- बंधत्व, बांझपन
- भुना हुआ लहसुन

11.	हस्त मुद्राएँ	151

भूमिका

मित्रो,

आज पूरा विश्व योग का क़ायल हो चुका है। इसके महत्व को ध्यान में रखकर ही अब 21 जून को 'विश्व योग दिवस' के रूप में मनाया जाने लगा है।

'योग' का नाम जुबान पर आते ही एक सकारात्मक सोच हमारे अंदर दौड़ने लगती है। इससे हमारी शरीरिक तथा मानसिक क्षमता का विकास होता है और हम ऊर्जावान बने रहते हैं। यदि हम दैनिक रूप से और एकाग्रता के साथ योग-प्राणायाम का अभ्यास करते हैं तो हमारे शरीर और मन का रूपांतरण निश्चित है।

सर्वे भवन्तु सुखिनः, सर्वे सन्तु निरामयाः
सर्वे भद्राणि पश्यन्तु मा कश्चिद् दुख भागभवेत्।

इस पुस्तक में मैंने योग के विभिन्न पक्षों पर आवश्यक जानकारी प्रदान करने के साथ-साथ योग द्वारा सामान्य स्वास्थ्य समस्याओं के उपचार की विधियों पर भी प्रकाश डाला है ताकि जनसामान्य उसका लाभ उठा सके। इस पुस्तक में मैंने ऋषि-मुनियों और पूर्वजों द्वारा प्रदान की गई शिक्षा एवं तत्संबधी नियमों को ही आधार बनाया है।

इस पुस्तक के पाठकों से अनुरोध है कि यदि यह पुस्तक उन्हें उपयोगी लगे तो वे इसका प्रचार-प्रसार करना न भूलें और अपने आशीर्वाद के रूप में अपने विचार भी प्रकट करें।

गिरजा शंकर उपाध्याय

आभार

योग विषय पर मेरी यह पुस्तक मेरे उन सभी शुभचिंतकों के सामूहिक सहयोग का प्रतिफल है जिन्होंने अपने हृदय की गहराइयों से और पुरुषार्थ से इस कल्पवृक्ष रूपी पुस्तक को लिखने में अभूतपूर्व योगदान दिया है।

इस संबंध में सर्वप्रथम मैं परम आदरणीय योगाचार्य श्री सत्य नारायण शर्मा जी के प्रति आभार व्यक्त करता हूँ जिन्होंने पुस्तक की रचना के दौरान अनेक महत्वपूर्ण सुझाव देकर मुझे अनुग्रहीत किया है। वे इस विषय में G.A.M.S., MD (Acu.), M.A. YOGA, M.A. in Psychology तथा Diploma in Naturopathy जैसी शैक्षिक योग्यताओं से सुशोभित हैं तथा मेरे एक्यूप्रेशर के गुरू भी रहे हैं। उनका आशीर्वाद इस रचना का मुख्य आधार स्तम्भ रहा है।

इस संबंध में मैं अपने पूजनीय माता-पिता को भी कोटि कोटि नमन करना चाहता हूँ जिन्होंने न केवल मुझे जन्म दिया अपितु इस योग्य भी बनाया कि योग एवं प्राणायाम संबंधी अपने ज्ञान के माध्यम से मैं मानवमात्र के कल्याण में अपना यत्किंचित योगदान दे सकूँ।

पेनडाउन प्रेस के सी.ई.ओ. श्री दिनेश वर्मा जी के प्रति कृतज्ञता ज्ञापित किए बिना मेरा यह आभार प्रदर्शन अधूरा ही रहेगा जिनके मार्गदर्शन तथा उनकी टीम के सक्रिय सहयोग के बिना मैं इस स्वप्न को साकार नहीं कर पाता।

योग क्या है?

'योग' शब्द संस्कृत के 'युज' धातु से बना है। इस धातु के संस्कृत व्याकरण में दो अर्थ हैं... 'जोड़ना' एवं 'मन की समाधि' या मन की स्थिरता।

योग एक ऐसी अध्यात्मिक प्रक्रिया है जिसमे स्थूल शरीर, मन और आत्मा एक हो जाते हैं।

योग की परिभाषा–

1. **योग सूत्र प्रणेता महर्षि पतंजलि–** 'योगष्चित्तवृत्तिनिरोध:' यो.सू.1/2 अर्थात् चित्त की वृत्तियों का निरोध करना ही योग है।

योग की उपयोगिता–

- मन एवं विचार के नियंत्रण में सहायक है।
- शरीर से विषैले तत्वों का निष्कासन करता है।
- आंतरिक अंगों को पुष्ट बनाता है।
- पाचन प्रणाली बेहतर होती है।
- अस्थमा, मधुमेह, हृदय संबंधी रोगों का समाधान करता है।
- मांसपेशियों में लचीलेपन के साथ-साथ शरीर के ढाँचे एवं समायोजन (alignment) को ठीक करता है।
- एकाग्रता में सुधार, तनाव, अवसाद, चिंता पर नियंत्रण के साथ मन को शांत रखता है।

उपसंहार–योग से तन और मन मस्त रहता है। यह चिंता, तनाव और अवसाद को अवसर में बदल देता है।

योग करें और कराएं, लोग बदल जाएँगे, आप बदल जाएँगे, घर बदल जाएगा, घर वाले बदल जाएँगे। जीवन खुशी से आकाश में मस्त उड़ान भरने लगेगा।

विहार, आहार, स्वास्थ्य-सम्बर्धन एवं सुधार

विहार, आहार ही स्वस्थ जीवन की कसौटी है जिस पर अपने आपको कसने के पश्चात जो संभल गया, वह चिरंजीवी हो गया।

आदर्श दिनचर्या

यदि सबसे पहले आदर्श दिनचर्या के शुरुआत की बात करें तो कुछ बातें हैं. जिनका अनुसरण कर जीवन को संपूर्ण बनाया जा सकता है। आइए, इनको जानें-

1. **सुबह उठने का समय**-रात्रि के चौथे प्रहर यानी ब्रह्म मुहूर्त अर्थात घड़ी के अनुसार सुबह 4:24 से 5:12 का समय ब्रह्म मुहूर्त होता है। इस काल में सो कर उठने वाला प्राणी दीर्घजीवी होता है। हमेश बायीं तरफ से ही उठें। इससे हृदय पर अनावश्यक दबाव नहीं पड़ता है।

2. **करतल दर्शन**-करतल हाथ का वह भीतरी चौड़ा हिस्सा होता है जिसके आगे उँगलियाँ होती हैं।

   सबसे पहले बिस्तर पर पैर उठाकर बैठते ही अपनी हथेलियों को देखें। ऐसा माना गया है कि हाथ की उंगली के ऊपर के भाग में लक्ष्मी हथेलियों अर्थात हाथ के मध्य में कला और ज्ञान की देवी सरस्वती और हाथ के अंत अर्थात कलाई में भगवान् श्री कृष्ण का वास होता है। इसलिए सुबह-सुबह अपने हाथों को देखना शुभ माना गया है।

3. **भू नमन**-पहला कदम पृथ्वी पर रखने से पहले दोनों हाथों से पृथ्वी माँ को नमन करें।

4. **नेत्र स्नान**-मुख में पानी भरकर दोनों आँखों पर पानी के छीटें मारें लगभग 15 से 20 बार। इससे नेत्र ज्योति बढ़ने के साथ-साथ मस्तिष्क में यदि कोई तनाव, अवसाद या अधकपारी (माइग्रेन) है, तो उससे छुटकारा मिल जाता है।

5. **उषापान व शंख प्रक्षालन की क्रिया**-उषापान का मतलब है सुबह उठते ही कुछ ग्रहण करना।

   मल त्याग से पूर्व रात्रि में तांबे, चांदी के बर्तन में रखे पानी को हलका गर्म कर (गुनगुना पानी) क्षमतानुसार चार पाँच गिलास लगभग 650 मि.लि. नासिका या मुख द्वारा पीना चाहिए। यह पानी अमृत के सामन होता है, शरीर के समस्त विकार और गर्मी का समन करता है। तत्पश्चात शंख प्रक्षालन के कुछ चुनिंदा आसनों जैसे: ताड़ासन, त्रियक ताड़ासन, कटी चक्र आसन, उदराकर्षण आसन जब तक मल त्याग करने की तीव्र इच्छा उत्पन्न न हो। आवश्यकता व क्षमतानुसार हर एक आसन को 5 से 6 बार करें। मल त्याग के वेग का आभास होते ही तुरंत शौच के लिए जाएँ।

6. **शौच के समय बैठने का ढंग**-मुख और दांत को भींच कर बैठें। इससे मुख और दांत से सम्बंधित विकार नहीं होंगे और साथ में दाहिने पैर पर हल्का सा दबाव डालते हुए बैठें। इससे मल विसर्जन खुलकर होता है।

सावधानी एवं ध्यानार्थ बातें-

- मलमूत्र के वेग को कभी न रोकें।
- अखबार को न पढ़ें तथा फोन पर बात वगैरह न करें, मल त्यागने पर ही केंद्रित रहें।
- मलाशय और पेडू पर अनावश्यक दबाव न दें इससे शुक्र (वीर्य) का पतन व नाश होता है। अक्सर आपने जोर लगाने पर सफेद रंग का पदार्थ बाहर निकलते हुए देखा होगा।
- गले के ऊपर के किसी भाग को हाथ या अंगुली से स्पर्श न करें।

7. **हस्त प्रक्षालन**-शौच के बाद हाथों को किसी भी आयुर्वेदिक या प्राकृतिक तरीके से हाथ साफ करने वाले पदार्थ से कम से कम 20 से 25 सेकंड तक अवश्य धोएं जिससे शरीर में किसी भी तरह के विषाणु हाथ के द्वारा प्रवेश न कर सकें।

8. **दन्त प्रक्षालन**-किसी भी प्राकृतिक दातून जैसे नीम, बबूल या अन्य प्रकार की दातूनों से या किसी आयुर्वेदिक दन्त मंजन से दाँतों की अच्छी तरह से सफाई करनी चाहिए।

9. **प्रातः स्नान**-सुबह ब्रह्म मुहूर्त, अर्थात अमृत बेला में किया गया स्नान सर्वश्रेष्ठ माना गया है।

10. **सुबह की सैर**-नित्य क्रिया के पश्चात ब्रह्म मुहूर्त में नहा धोकर खुली हवा में कम से कम 4-5 कि.मी. वन विहार और प्रातः भ्रमण कम से कम 30-60 मिनट तक करना चाहिए। इससे सम्पूर्ण शरीर का ताप नाड़ियों का संचालन, रक्त का संचार अर्थात संपूर्ण शरीर संतुलित हो जाता है।

11. **योग**-इसके बाद ईश्वर बंदना, आसन, प्राणायाम, ध्यान, हास्यासन, कर्तलध्वनि (तालीवादन) और अंत में शांति पाठ करें।

12. **सुबह का नाश्ता**-
    - मौसमी फल या फलों का रस, अंकुरित आनाज।
    - गाय के दूध के साथ खजूर, अंकुरित गेहूं का दलिया।

13. **दोपहर का भोजन**-दोपहर 12 बजे तक कर लेना चाहिए। दोपहर का खाना हल्का या भारी अपनी भूख के अनुसार लें। अगर छाछ हो तो अति उत्तम, परन्तु छाछ का सेवन आपके अनुकूल होना चाहिए।

14. **संध्या के बाद**-रात्रि का भोजन शाम को 6 से 7 बजे तक कर लेना चाहिए। कुल मिलाकर सोने से 3 घंटा पूर्व खाना खा लेना चाहिए।

15. रात को सोने से पहले खाना खाने के एक से डेढ़ घंटे के बाद गुनगुना पानी अवश्य पियें और अगर दिन में अधिक श्रम किया हो तो गुनगुना दूध अवश्य लेना चाहिए, खासकर गाय का दूध। गर्म पेय से हृदयाघात की समस्या कम हो जाती है। रात्रि 9:30 से 10:30 तक अवश्य सो जाना चाहिए। हो सके तो सोने से पूर्व पैर में तेल की मालिश करें।

आदर्श भोजन की विधि-

- मौसम एवं ऋतु के अनुसार हरी साग सब्जियों का उपयोग करना चाहिए।
- चोकरयुक्त आंटे का प्रयोग करना चाहिए।
- मेथी, अदरक, लहसुन, काली मिर्च, अजवायन, अलसी साबूत या पाउडर, आंवला, करेला आदि को शामिल करना चाहिए।
- प्यास के अनुरूप भोजन से करीब आधा घंटा पूर्व पानी पीना चाहिए।
- आलथी-पालथी मारकर जमीन पर चटाई बिछाकर तीन बार गायत्री या अन्य कोई मंत्र बोलकर तथा ईश्वर को अर्पण कर फिर भोजन करना चाहिए।
- बात नहीं करनी चाहिए, अर्थात शांत भाव, वगैर किसी विचार के भोजन करना चाहिए।
- निवाले को कम से कम 32 बार दाएं श्वर से चबा-चबा कर खाना चाहिए।
- भोजन के बीच में पानी के वजाय छाछ का इस्तेमाल करना चाहिए।
- भोजन करते समय पहली डकार आते ही भोजन बंद कर देना चाहिए।

विहार, आहार, स्वास्थ्य-सम्बर्धन एवं सुधार

- भोजन के तुरंत बाद लघु शंका अर्थात मूत्र त्याग करना चाहिए। इससे मधुमेह की संभावना कम हो जाती है।
- बाएं करवट कम से कम 16 बार श्वास प्रश्वास करना है दायीं करवट 32 बार उसके बाद बाएं करवट सो जाना चाहिए। इससे भोजन आसानी से पच जाता है।
- कम से कम 15 मिनट तक वज्रासन में बैठना चाहिए, सामर्थ्य के अनुसार।
- भोजन से लगभग 1 से डेढ़ घंटे बाद ही हल्का गुनगुना पानी पीना चाहिए। जिनकी पित्त की प्रकृति है उनको साधारण पानी पीना चाहिए, अत्यधिक गर्म नहीं।
- पानी घूंट-घूंट कर पीना चाहिए।
- सोने से पूर्व दांत अवश्य साफ करें।
- स्नान करने से पहले सामान्य पानी अवश्य पीना चाहिए इससे शरीर का तापमान संतुलित रहता है और फलस्वरूप स्नानागार में हृदयघात की संभावना कम हो जाती है।
- चमन अर्थात चीनी, मैदा और नमक का उपयोग या तो बिल्कुल ही बंद कर दें, नहीं तो कम से कम प्रयोग करें।
- तली-भुनी चीजें, फास्ट फूड इत्यादि का सेवन बिल्कुल न करें।

योग के प्रकार

शिव संहिता तथा गोरक्षक में योग के 4 प्रकार वर्णित हैं। जिनका अनुसरण कर जीवन को संपूर्ण बनाया जा सकता है।

योग के प्रकार

1. **मंत्र-योग**-मन के भटकाव को मन के द्वारा रोकना ही मंत्र योग है क्योंकि मन ही मनन-चिंतन करता है और मंत्र से ध्वनि तरंगें निकलती हैं जो मन एवं शरीर दोनों को प्रभावित करती हैं।

   मंत्र में साधक जप का प्रयोग करता है जो मुख्यतया 4 प्रकार का होता है-

   - **वाचिक जप**-इसका उच्चारण तीव्र ध्वनि के साथ किया जाता है जिससे लोगों का ध्यान उस पर टिक जाता है। इससे दूसरों का भी फायदा होता है।
   - **उपांशु जप**-इसमे होठ हिलते हैं किंतु उच्चारण मुख में ही होता है। मनु जी के कथनानुसार यह 100 गुना श्रेष्ठ मंत्र है।
   - **मानसिक जप**-इसको जप का प्राण कहा जा सकता है। यह 1000 गुना श्रेष्ठ है। इसमें मंत्रों का उच्चारण मन में ही होता है अर्थात मन का चिंतन किया जाता है।
   - **अजपा जप**-इसमे जीव जैसे ही गर्भ में आता है तबसे आजीवन किसी भी श्वास को व्यर्थ किए बिना श्वास रूपी माला का ही जप करता है। मुख बंद करके जाप किया जाता है अर्थात मुख बंद करके श्वासों के द्वारा ॐ आदि मंत्रों का उच्चारण।

2. **हठ-योग**-सूर्य और चंद्र नाड़ी के संगम से वायु सुषुन्ना में चलने लगता है। जिससे मूलाधार में सोई हुई कुण्डलीनी शक्ति जागृत होकर सुषुन्ना में प्रवेश कर ऊपर की ओर चलने लगती है। षटचक्रों का भेदन करती हुई ब्रह्मरन्ध्र में पहुंचकर ब्रह्म के साथ एकत्व को प्राप्त करती है।

   प्राण वह प्रमुख जीवनी शक्ति है जो हृदय के माध्यम से क्रियाशील होकर रक्त संचरण एवं श्वसन का कार्य पूरा करता है। अपान को चंद्र कहा गया है जो शरीर से सूक्ष्म-जीवनी शक्ति के रूप में विजातीय तत्वों का निष्कासन करता है।

   व्याख्यात्मक रूप में कहें तो-

   ह का अर्थ हकार अर्थात पिंगला नाड़ी या सूर्य स्वर या यमुना या दायीं नासिका से आने वाली श्वास।

   ठ का अर्थ ठकार अर्थात इडा नाड़ी या चंद्र स्वर या ठंडा स्वर या गंगा या बायीं नासिका से आने वाली श्वास।

   जब यही दोनो प्राण उर्जा, स्वर, श्वास आपस में मिल जाते हैं तो हठ-योग हो जाता है। आध्यात्मिक उन्नति के लिए व योग साधना का अपना विशेष महत्व है। इस योग में कुण्डलीनी शक्ति, 7 चक्र, स्वर, नाड़ियों आदि भेदों एवं रहस्यों का विधिपूर्वक वर्णन किया गया है।

   हठ-योग में बताई गयी 6 क्रियाएं (षठकर्म)-

   (1) नेती, (2) धौति, (3) नौली, (4) त्राटक (एकाग्रता), (5) बस्ती, (6) कपालभाति

3. **लय-योग**-मस्तिष्क के बीच में विद्यमान ब्रह्मरंध पर सम्पूर्ण ध्यान केंद्रित कर ईश्वर में लीन हो जाने का नाम ही लय योग है।

4. **राज-योग**-बगैर किसी धार्मिक प्रक्रिया या मंत्र के किसी भी समय, जिसको हर कोई कर सके, किया जाने वाला योग ही राज योग है।

आधुनिक युग में इसका महत्वपूर्ण स्थान है। जैसा नाम वैसा काम। इसमें योगी स्वायत्त, स्वतंत्र एवं निर्भय होकर आत्मानुशासन और अभ्यास करता है। इसको अष्टांग योग भी कहा जाता है। इसके पहले पाँच अंगों को बहिरंग योग कहा जाता है, बाकी के 3 अंगों को अंतरंग योग कहा जाता है।

राज-योग (अष्टांग योग) के अंग

1. **यम (आत्मनियंत्रण या संयम)**-अपने आस पास चारों तरफ शांति स्थापित करना यम कहलाता है।

   इसको कैसे कर सकते हैं-

   i. **अहिंसा**-मनसा, वाचा, कर्मणा अर्थात मन, वाणी और कर्म से किसी प्राणी मात्र को हानि या कष्ट ना देना ही अहिंसा है।

   ii. **सत्य**-किसी वस्तु के उसके उसी रूप में जानने व मानने की स्थिति को सत्य कहा जाता है जैसे आम को आम ही जान लेना एवं उसी के रूप में मान लेना ही सत्य है।

   iii. **अस्तेय**-किसी दूसरे की वस्तु को मन, वाणी और कर्म (शरीर) से पाने की इच्छा ना करना ही अस्तेय है।

   iv. **ब्रह्मचर्य**-इंद्रियों के इधर-उधर के भटकाव को रोकना ही ब्रह्मचर्य है।

   v. **अपरिगृह**-मन, वाणी और कर्म से आवश्यकता से अधिक वस्तुओं का तथा गलत विचारों का संकलन एवं संग्रह ना करना ही अपरिग्रह है।

2. **नियम**-यह अष्टांग योग का दूसरा अंग है। अनुशासन अर्थात पवित्रीकरण की प्रक्रिया नियम कहलाती है। इस पवित्रीकरण की प्रक्रिया को करने के पाँच रास्ते हैं।

i. **शौच**-आंतरिक शुद्धि (मन की शुद्धि और वाह्य शुद्धि (शारीरिक शुद्धि को ही शुद्धता या पवित्रता कहा गया है।

ii. **संतोष**-सीमित साधनों (जो भी उपलब्ध हो उसके द्वारा पुरुषार्थ) अर्थ, धर्म, काम, मोक्ष से प्राप्त फल में संतुष्टि की पराकाष्ठा का नाम ही संतोष है।

iii. **तप**-किसी भी परिस्थिति में शांति, धर्म और धैर्य का पालन करते हुए जीवन के लक्ष्य को पूरा करना ही तप है।

iv. **स्वाध्याय**-सांसारिक, भौतिक एवं आध्यात्मिक तीनों तरह की विधाओं का अध्ययन करना ही स्वाध्याय कहलाता है।

v. **ईश्वर प्राणिधान**-ईश्वर को अपना सब कुछ अर्पण कर देना ही ईश्वर प्राणिधान कहलाता है।

3. **आसन**-शारीरिक मुद्रा या योग, व्यायाम अर्थात शारीरिक व्यायाम किसी भी शारीरिक मुद्रा में लम्बे समय तक सुखपूर्वक रहना, जिससे शरीर में स्थिरता और सुख की पूर्णता हो, उसी को आसन कहा जाता है।

4. **प्राणायाम**-श्वास लेने का व्यायाम (Breathing Exercise): आसन के स्थिर हो जाने पर श्वास लेने और छोड़ने की स्वाभाविक गति का लोप हो जाना ही प्राणायाम है। मन की स्थिरता के लिए प्राणायाम किया जाता है। यह योग का महत्वपूर्ण अंग है।

श्वास लेने की प्रक्रिया में पूरक, रेचक एवं कुम्भक कुल तीन प्रकार के कार्य हैं। पूरक को श्वास एवं रेचक को प्रश्वास कहते हैं। पूरक या श्वास का अर्थ है श्वास लेना और रेचक या प्रश्वास का अर्थ है श्वास खाली करना। श्वास लेने और छोड़ने की गति का ठहर जाना ही प्राणायाम होता है।

महर्षि पतंजलि के अनुसार प्राणायाम के चार मुख्य भेद हैं-

i. वाह्य वृत्ति प्राणायाम (रेचक प्राणायाम)-श्वास को दोनों नासिका मार्ग से बलपूर्वक अपनी क्षमतानुसार बाहर फेंकना और उसको वहीं पर रोक देना 10, 15, 20, 30, 60 सेकंड्स तक ही वाह्य वृत्ति प्राणायाम या वाह्य प्राणायाम या वाह्य कुम्भक कहलाता है। जब श्वास लेने की इच्छा हो तो धीरे-धीरे श्वास लेते हुए क्षमतानुसार 5 से 10 बार कर सकते हैं।

ii. अभ्यांतर वृत्ति या आतंरिक प्राणायाम या पूरक प्राणायाम या आंतरिक कुम्भक श्वास को यथाशक्ति अंदर भरकर उसे अंदर ही रोक देना। 10, 15, 20, 30, 60 सेकंड्स तक ही अभ्यांतर वृत्ति या आतंरिक प्राणायाम या पूरक प्राणायाम या आतंरिक कुम्भक कहलाता है। जब श्वास छोड़ने की इच्छा हो तो धीरे-धीरे छोड़ें। क्षमतानुसार 5 से 10 बार तक कर सकते हैं।

iii. स्तंभ वृत्ति प्राणायाम या कुम्भक या श्वास को जहाँ के तहाँ रोक देना, अर्थात श्वास लेने और चढ़ने की प्रक्रिया में किसी जगह पर रोक देना स्तम्भ वृत्ति प्राणायाम कहलाता है।

उपर्युक्त तीनों प्राणायामों में तीन मुख्य बातों का ध्यान अवश्य रखना चाहिए-

a. विस्तार क्षेत्र अर्थात श्वास की सीमायें क्या होनी चाहिए। जैसे पूरक अर्थात श्वास भरने की स्थिति में श्वास को मूलाधार चक्र तक ले जाया जाता है। कुम्भक में श्वास को छाती या नाभि चक्र (मणिपुर चक्र) में रोक दिया जाता है। रेचक में दोनों नासिका मार्ग अर्थात चंद्र नाड़ी (बायीं नासिका छिद्र एवं सूर्य नाड़ी) दायीं नासिका छिद्र से बाहर किया जाता है।

योग के प्रकार

    b. **समय का प्रबंधन (Time Management)** कितनी देर तक, कब और कैसे करें इसका ख्याल अवश्य रखना चाहिए, अर्थात कितनी देर तक श्वास को रोकना चाहिए या रोक सकते हैं यह महत्वपूर्ण हो जाता है। कम से कम 10 से 15 सेकंड्स तक श्वास को अवश्य रोकना चाहिए। श्वास (प्राण) का विस्तार जितना अधिक होगा, लाभ उतना ही अधिक होगा। रोग, क्षमता व अनुभव के अनुसार ही प्राणायाम करना चाहिए।

    c. **गति प्रवाह एवं गति वेग का आकलन**—इसका तात्पर्य मात्रा से है अर्थात कितनी बार करना चाहिए। शुरू-शुरू में इसको 4-5 बार करना चाहिए। ग्रीष्म ऋतु में 4 बार और शीत ऋतु में कम से कम 5-6 बार अवश्य करना चाहिए। पूर्ण अभ्यास के बाद तो 10,15,20 बार भी किया जा सकता है। परन्तु जो नए साधक होते हैं उनको किसी योग्य योग गुरु के सान्निध्य में ही करना चाहिए।

5. **प्रत्याहार (जितेन्द्रिय)**-इसका शाब्दिक अर्थ है जितेन्द्रिय हो जाना। इस प्रकार कह सकते हैं कि प्रत्याहार ही ऐसा द्वार, सीढ़ी या रास्ता है जिसके द्वारा व्यक्ति योग की सीमा (परिधि में प्रवेश करता है। सांसारिक चकाचौंध भोग-विलास, लालच, महत्वाकांक्षा आदि प्रत्याहार के सबसे बड़े बाधक हैं। इन पर अंकुश लगाकर मनुष्य सिद्धियों की ओर अग्रसर हो जाता है।

6. **धारणा (एकाग्रता)**-धारणा में मन की स्थिरता के साथ धैर्यता का विकास होता है। धारणा में ही लक्ष्य का निर्धारण होता है। धारणा मन की एकाग्रता है।

अथवा सूक्ष्म रूप से अर्थात आँख बंद करके मन की आँखों से किसी एक बिंदु जैसे भौहों के मध्य आज्ञा चक्र, मूलाधार, अनाहत, छाती के बीचों बीच (गड्ढे) में केंद्रित करने को धारणा कहा जाता है। निष्कर्ष यह है कि मानसिक ऊर्जा, प्राण को एक बिंदु पर केंद्रित करना ही धारणा कहलाता है।

उदाहरण के लिए मन को सांसारिक विषयों से वापस लाकर हरी के कमल रूपी चरण पर एकाग्र कर देते हैं तो यह धारणा कहलाएगा।

उपर्युक्त अष्टांग अंग के पहले छहों भाग का उपयोग ध्यान की तैयारी के लिए किया जाता है।

7. **ध्यान**-अमरत्व की शुरुआत या उद्घाटन अर्थात सांसों की सजगता ही ध्यान का आधार है। ध्यान में धेय (लक्ष्य की प्राप्ति) और उसका आत्म साक्षात्कार होता है। अद्भुत चैतन्य की प्राप्ति होती है। दूसरे शब्दों में धारणा की चरम सीमा ही ध्यान है।

8. **समाधी (पूर्ण ईश्वरानुभूति, योग साधना का चरमफल)**-यह एक ऐसी स्थिति है जिसमें बाहरी चेतना बिलुप्त हो जाती है अर्थात ध्यान का लक्ष्य और ध्यान लगाने वाला व्यक्ति एक हो जाता है। दुसरे शब्दों में कहें तो धारणा एवं ध्यान की पराकाष्ठा (चरम सीमा) ही समाधि है।

आसन या योगासन

शरीर में स्थिरता और लचीलापन लाने के लिए आसन किया जाता है।

आसन से संबंधित नियम-

- सुबह-सुबह अमृत-बेला में नित्यक्रिया के बाद करें।
- कपड़े सूती एवं हल्के होने चाहिए।
- एक निश्चित क्रम के साथ करें।
- भोजन के बाद तुरन्त आसन और आसन के बाद तुरन्त भोजन न करें।
- क्षमतानुसार आसन करें, भोजन पोष्टिक करें।
- आसनों के मध्य व बाद में विश्राम अवश्य करें।

सूर्यनमस्कार (सर्वांगीण आसन)

सूर्यनमस्कार को कम समय में किया जाने वाला संपूर्ण गहन व्यायाम एवं आसन के नाम से जाना जाता है यह हठ-योग से आता है इसको सबसे पहले किया जाना चाहिए क्योंकि इसमें संपूर्ण व्यायाम का उद्देश्य पूरा हो जाता है इसके कुल बारह चरण होते हैं

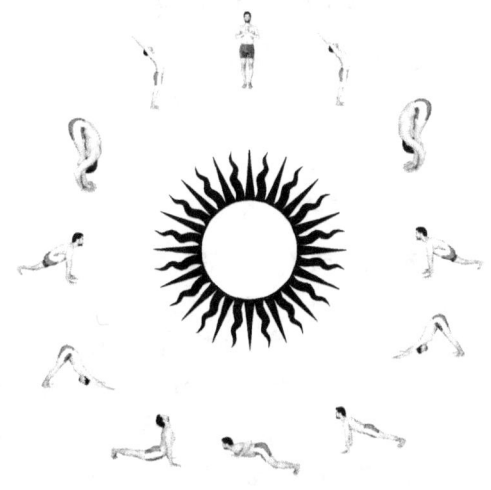

प्रत्येक चरण के साथ एक बीजमंत्र और नमस्कार मंत्र बोला जाता है जिससे इस आसन का प्रभाव बढ़ जाता है नीचे चरणबद्ध तरीके से इसका वर्णन किया गया है।

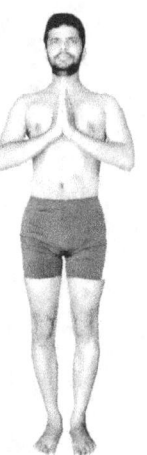

1. **प्रणाम मुद्रा (आसन)-बीजमंत्रः** ॐ ह्रां, नमस्कार मंत्रः ॐ मित्राय नमः अर्थात हे संसार के मित्र नमस्कार।

   ध्यानः ध्यान अनाहत चक्र पर।

   विधिः योगमैट पर आगे खड़े हो जाएँ ऐड़ी पंजे मिले हुए आँखें कोमलता से बंद। छाती के बीचो-बीच दोनों हाथों से प्रणाम मुद्रा बनायें।

   प्रभाव-

   - विनम्रता की भावना मजबूत होती है ऊर्जा का संचार होता है।
   - तनाव एवं अवसाद में लाभ मिलता है।
   - हथेलियों को जोड़ने से आज्ञा चक्र और हृदय चक्र सक्रिय हो जाता है। हथेलियों में एक्यूप्रेशर के 30 से ज्यादा बिंदु क्रियाशील हो जाते हैं।

2. **हस्तोत्थानासन-बीजमंत्रः** ॐ ह्रीं, नमस्कार मंत्रः ॐ रवये नमः अर्थात संसार में खुशहाली लाने वाले नमस्कार।

   ध्यानः विशुद्धि चक्र पर।

   विधिः श्वास भरते हुए दोनों हाथ ऊपर उठायें, बाजुएं कान से लगी हुई पहले पूरा शरीर सीधा करें फिर दोनों हाथ पीछे से पीछे ले जाएँ और पूरे शरीर को धनुष की तरह बना दें दोनों हथेलियों के पृष्ट भाग को देखने की कोशिश करें लघु मस्तिष्क को रीढ़ से लगा दें 15.20 सेकंड तक रुकें।

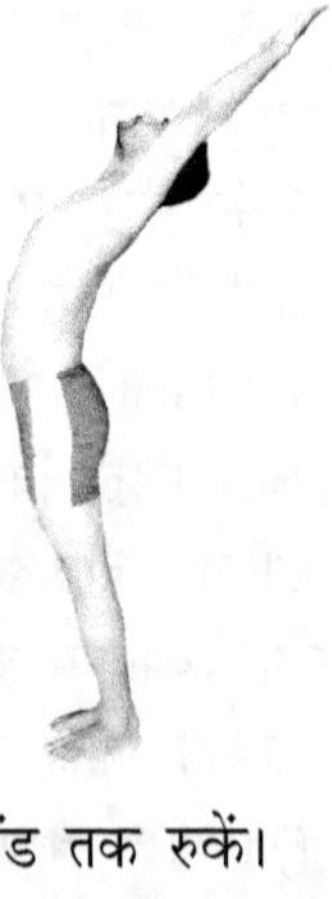

प्रभाव-अस्थमा, कमर दर्द, अपच, थकान में लाभ देने वाला है।

सावधानी-

– जिनको चक्कर आता है आँखें खोलकर करें।

– जिनको हर्निया, पेट से सम्बंधित गंभीर समस्या है ऐसे लोग पीछे न जाकर हाथ ऊपर करके सीधे खड़े रहें।

3. **हस्तपाद आसन-बीजमंत्रः** ॐ ह्रूं, नमस्कार मंत्रः ॐ सूर्याय नमः संसार को जीवन ऊर्जा देने वाले शत-शत नमन।

ध्यानः स्वाधिस्ठान चक्र।

स्वाधिस्ठान चक्र पर ध्यान केंद्रित करते हुए, शरीर को सीधा करते हुए, श्वास छोड़ते हुए, आगे की तरफ झुकते हुए दोनों हथेलियों को पैरों के पंजों दाएं-बाएं योग मैट से लगा दें। घुटना सीधा। अगर दिक्कत हो तो घुटनों को थोड़ा मोड़ते हुए हथेलियों को मत से लगाएं फिर घुटनों को सीधा करें। इसके बाद क्षमतानुसार नासिका या माथा घुटनों से लगा दें। ऐड़ी से नितम्भ तक का भाग सीधा। 15-20 सेकंड तक रुकें।

प्रभाव-

- तनाव, सिरदर्द, बेचैनी, अनिद्रा, अर्थराइटिस में लाभ मिलता है।
- घुटने, जंघाएँ तथा पैरों की पिंडलियों मजबूत होती हैं।

सावधानियाँ-

– उच्च रक्तचाप के रोगी अधिक दबाव न दें।

– कमर में दर्द है तो आगे न झुकें।

– गर्दन व ह्दय में गंभीर समस्या है इस पोस्चर को न करें।

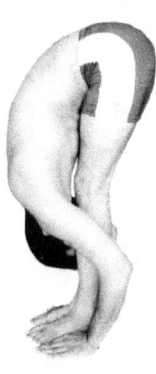

4. **वाम अंग अश्व संचालन आसन-बीजमंत्रः**ॐ हैं, नमस्कार मंत्रः ॐ भानवे नमः अर्थात हे आभा के भण्डार आपको शत-शत नमन।

ध्यानः आज्ञा चक्र।

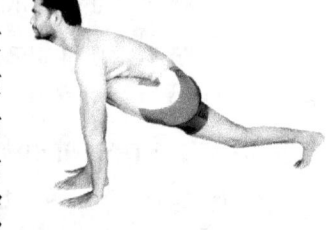

विधिः श्वास भरते हुए वायां पैर पीछे ले जाएँ छाती को खींचकर आगे की ओर रखें चेहरे का रुख आसमान की ओर लघु मस्तिष्क को रीढ़ से लगा दे। दायाँ नितम्भ दाएं पैर की ऐड़ी पर या चेस्ट जंघाओं पैर सुविधानुसार, दोनों हथेलियां या अंगुलियां योगामैट पर। 15-20 सेकंड रुकें।

प्रभाव-

- पाचन प्रणाली दुरुस्त होती है, फेफड़ों की कार्य क्षमता बढ़ती है। और मेरुदंड मजबूत होता है।

सावधानी-

– जिन लोगों को घुटने या गर्दन में समस्या है इस पोस्चर को न करें।

5. **पर्वत आसन-बीजमंत्रः** ॐ ह्रौं, नमस्कार मंत्रः ॐ खगाय नमः अर्थात हे आकाश में विचरण करने वाले देवता शत-शत नमन।

ध्यानः विशुद्धि चक्र।

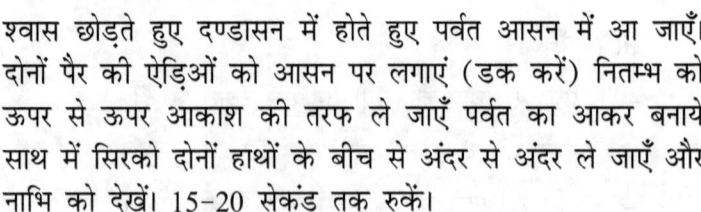

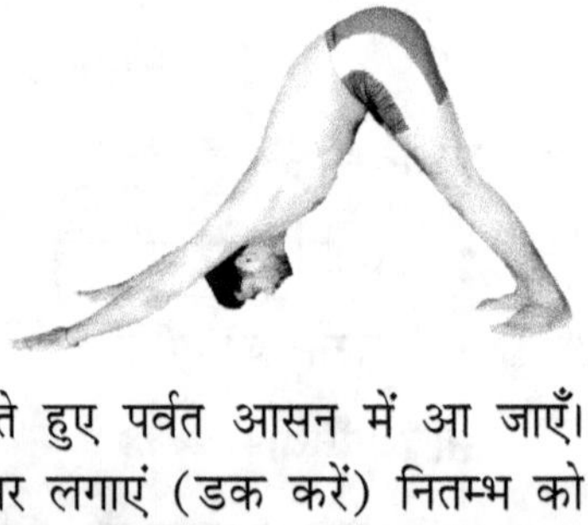

श्वास छोड़ते हुए दण्डासन में होते हुए पर्वत आसन में आ जाएँ। दोनों पैर की ऐड़िओं को आसन पर लगाएं (डक करें) नितम्भ को ऊपर से ऊपर आकाश की तरफ ले जाएँ पर्वत का आकर बनायें साथ में सिरको दोनों हाथों के बीच से अंदर से अंदर ले जाएँ और नाभि को देखें। 15-20 सेकंड तक रुकें।

प्रभाव-

- भुजाएं, कन्धा, कलाइयां मजबूत होती हैं।
- रजोनिबृत्ति में महिलाओं को लाभ।
- पैरों की पिंडलियों में खिचाव हृदय को लाभ और रोगप्रतिरोध क्षमता बढ़ती है।
- मष्तिस्क में रक्त का संचार तीव्र होता है। कमर दर्द में लाभ।
- वेरिकोस वेन्स की समस्या का समाधान होता है।
- पिट्यूटरी ग्लैंड में प्रभाव से मधुमेह खत्म होता है।

सावधानी-

– तीव्र कमर दर्द, आँख कान में दर्द है या कलाई में चोट है तो इस आसन को न करें।

6. **साष्टांग दण्डवत या अष्टांग नमस्कार आसन-बीजमंत्रः** ॐ हः, नमस्कार मंत्रः ॐ पूष्णे नमः हे संसार के भरण-पोषण करने वाले आपको शत-शत नमन।

ध्यानः मणिपुर चक्र पर।

मणिपुर चक्र पर ध्यान केंद्रित करते हुए हाथ और पैर को यथा अस्थान पर रखते हुए आठों अंग जैसे दोनों पंजे, दोनों घुटने, दोनों हथेलियां छाती, माथा अथवा ठुड्ढी को जमीम पर या आसन पर टिकाते दें। नितम्भ ऊपर की और उठा हुआ नाभि योग मैट से थोड़ा ऊपर।

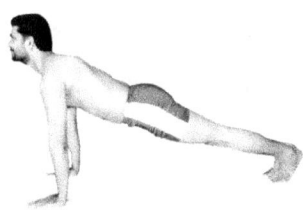

प्रभाव-

- कन्धा, कलाइयां, गर्दन में मजबूती आती है।
- तनाव व अवसाद से मुक्ति मिलती है।

7. भुजंग आसन-बीजमंत्रः ॐ ह्रां, नमस्कार मंत्रः ॐ हिरण्य गर्भाय नमः अर्थात हे ज्योति और आनंद प्रदान करने वाले शत-शत नमन।

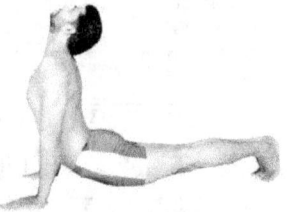

ध्यानः स्वाधिष्ठान चक्र।

अष्टांग नमस्कार आसन से वापस आते हुए शरीर को थोड़ा आगे की तरग धकेलते हुए श्वास भरें धड़ के भाग जो भुजंग की तरह उठायें। चेहरे का रुख आसमान की ओर लघु मस्तिष्क रीढ़ से लगा दें, ध्यान रहे नाभि पूरी तरह से योग मैट से लगी हुई हो। पीछे दोनों पैर सटे हुए हों।

प्रभाव-

- कमर दर्द, साइटिका में लाभदायक।
- हृदय एवं फेफड़ा अधिक क्रियाशील हो जाता है।
- कुंडलीनी जागरण में महत्वपूर्ण भूमिका अदा करता है क्योंकि इस स्थिति में सात में से 4 चक्र विशुद्धि, अनाहत, मणिपुर, स्वाधिष्ठान चक्र पूरी तरह से खुल जाते हैं।

सावधानियाँ-

– जिनको अल्सर, हर्निया, कमर में दिक्कत है तो निपुण योग शिक्षक की देख-रेख मन करें।

– जिनकी कमर में अधिक समस्या है पीछे दोनों पैरों में फासला रखकर करें।

8. पर्वत आसन- बीजमंत्रः ॐ ह्रीं, नमस्कार मंत्रः ॐ मरीचये नमः अर्थात हे संसार को प्रकाश देने वाले आपको शत-शत नमन।

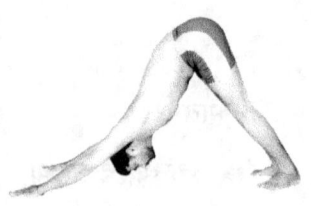

ध्यानः विशुद्धि चक्र।

विधि-श्वास को छोड़ते हुए भुजंग आसन से वापस पर्वत आसन में आना है बाकी सबकुछ नंबर पांच जैसा ही होगा।

9. दक्षिण अंग अश्व संचालन आसन-बीज मंत्रः ॐ ह्रूं, नमस्कार मंत्रः ॐ आदित्याय नमः अर्थात संसार की रक्षा करने वाले शत-शत नमन।

ध्यान: आज्ञा चक्र पर।

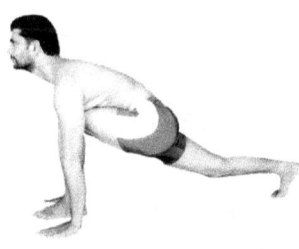

विधि-श्वास भरते हुए आठवीं स्थिति से वायें पैर को एक ही प्रयास में आगे लाएं और हथेलियों के सामानांतर रखें और बाएं पैर की ऐड़ी या पिंडली पर बैठ जाएँ या सीने को बाएं पैर के जांघ पर रख लें। निगाहे आसमान की ओर लघु मस्तिष्क रीढ़ से लगा हो दायाँ पैर पूरी तरह से खिंचा हुआ पंजो के सहारे। ध्यान रहे बायां पैर दोनों हथेलियों के समानान्तर होना चाहिए।

प्रभाव-

- पाचन प्रणाली अधिक क्रियाशील तथा फेफड़े की कार्य क्षमता बढ़ जाती है।
- हृदय रोग व रीढ़ की हड्डी में आराम मिलता है।
- आत्मबल व इच्छा शक्ति में वृद्धि होती है।

10. हस्तपाद आसन-बीजमंत्रः ॐ ह्रैं, नमस्कार मंत्रः ॐ सवित्रे नमः अर्थात हे सृष्टि के कार्यकर्त्ता आपको शत-शत नमन।

ध्यान: स्वाधिष्ठान चक्र पर।

बाकी सबकुछ चरण नंबर 3 जैसा ही करना है।

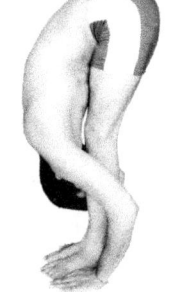

11. **हस्तोत्तान आसन या उर्ध्व हस्तासन-बीजमंत्रः** ॐ ह्रौं, नमस्कार मंत्रः ॐ अर्काय नमः अर्थात हे प्रशंसा एवं महिमा के योग्य और अपवित्रता के सोधन करने वाले आपको शत-शत नमन।

बाकी सबकुछ चरण नंबर 2 जैसा ही करना है।

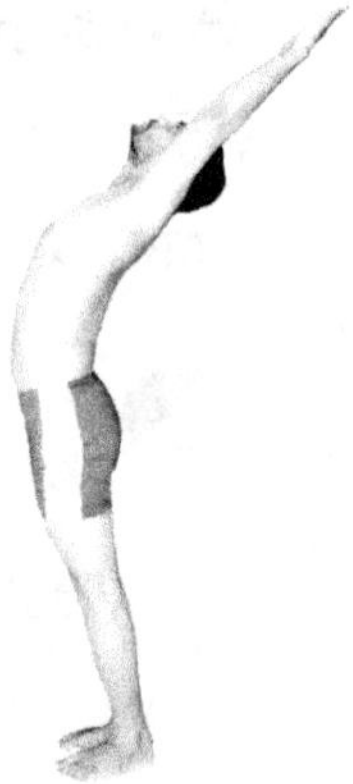

ध्यानः विशुद्धि चक्र पर।

प्रभाव-अस्थमा, कमर दर्द, अपच, थकान में लाभ देने वाला है।

सावधानी-

- जिनको चक्कर आता है आँखें खोलकर करें।
- जिनको हर्निया, पेट से सम्बंधित गंभीर समस्या है ऐसे लोग पीछे न जाकर हाथ ऊपर करके सीधे खड़े रहें।

12. **प्रणाम मुद्रा या आसन-बीजमंत्रः** ॐ ह्रः, नमस्कार मंत्रः ॐ भास्कराय नमः अर्थात हे ज्ञान वाले और ब्रह्माण्ड को प्रकाश देने वाले आपको शत-शत नमन।

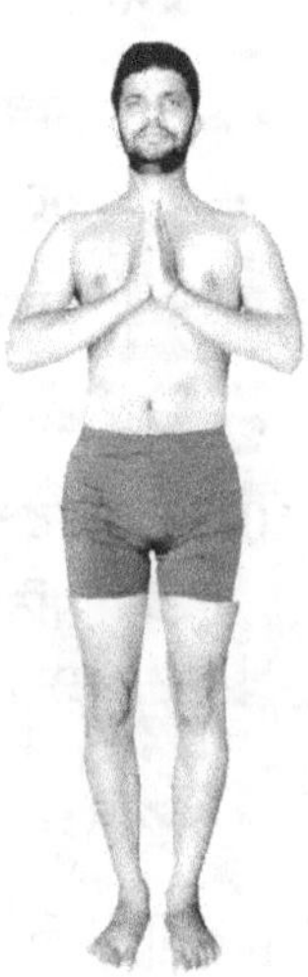

बाकी सबकुछ चरण नंबर 1 जैसा ही करना है।

ध्यानः ध्यान अनाहत चक्र पर।

सूर्य नमस्कार के फायदे-

- शरीर में स्थित सूर्य नाड़ी को वज्र के समान श्वस्थ एवं बलवान बनाते हुए शरीर की अग्नि को तीव्र करता है फलस्वरूप शरीर के सभी रोग नष्ट हो जाते हैं।
- पाचन प्रणाली बेहतर होती है।

- मेरुदंड मजबूत होता है जिससे प्राण का प्रवाह प्रभावी होता है।
- मासिक धर्म नियमित होता है।
- पर्याप्त विटामिन 'डी' मिलता है हड्डियां मजबूत होती हैं। त्वचा रोग से छुटकारा मिलता है।
- वजन घटाने और पेट की चर्बी कम करने में विशेष प्रभावकारी है।
- शरीर के लगभग सभी अंगों पर इसका प्रभाव पड़ता है।

विभिन्न स्थितियों में किये जाने वाले आसन

खड़े होकर-

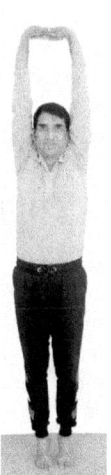

1. **ताड़ासन** (स्वर्ग मुद्रा) पर्वत की तरह स्थिर एवं शांत मुद्रा दिखती है इसलिए इसे पर्वत आसन नाम दिया गया है। ताड़ का बृक्ष (खजूर) लम्बा होता है इसलिए यह मुद्रा ताड़ासन कहलाती है और तीसरा इस स्थिति में योगी अपने आपको स्वर्ग की ओर आकर्षित होता हुआ महसूस करता है इसलिए इसको स्वर्गीय मुद्रा भी कहते हैं।

विधि-

i. सबसे पहले योग मैट पर बिल्कुल सीधा खड़े हो जाएँ। पैरों को आपस में मिलाकर रखें अर्थात ऐड़ी पंजा मिला हुआ। सुविधानुसार पैरों में 2 से 3 इंच या कन्धों जितना फासला भी रख सकते हैं जिससे क्षमतानुसार स्थिरता आ सके।

ii. श्वास भरते हुए दाएं एवं बायें हाथ को कंधों के सामानांतर सामने दोनों हाथों की उंगलियों को फसा लें और ऊपर आसमान की तरफ ले जाएँ और श्वास छोड़ते हुए मिली हुई हथेलियों को सर पर रखें।

iii. अब हथेलियों का रुख आसमान की तरफ करते हुए श्वास भरते हुए धीरे-धीरे हाथों को ऊपर उठाते जाएँ। साथ में नीचे से एड़ियों को भी ऊपर उठाते जाएँ। पूरी लम्बाई दें अर्थात पंजों के सहारे खड़े हो जाएँ। 15-20 सेकंड तक रुकें और यदि क्षमता है तो अधिक देर तक भी रुक सकते हैं।

iv. श्वास छोड़ते हुए हथेलियों का रुख सिर की तरफ करते हुए हाथों को सर पर लेकर आएं और साथ में एड़ियों को जमीन पर टिका दें। श्वास क्रिया सामान्य।

v. एक चक्र पूरा हुआ। इसी प्रकार से कम से कम 5-6 बार अवश्य करें और हर बार स्थिति नंबर (3) और (4) दुहराएँ।

vi. अंत में दोनों हाथों की पकड़ को खोलते हुए दाएं बाएं से नीचे लेकर आएं।

लाभ-

- बच्चों की लम्बाई बढ़ाने में मदद करता है।
- पैरों की मांसपेशियों, खास कर पैरों की पिंडलियों में रक्त का संचार तीव्र गति से होता है। परिणामस्वरुप रोग प्रतिरोधक क्षमता बढ़ती है।
- मेरुदंड स्वस्थ एवं लचीला होता है। एकाग्रता और संतुलन के लिये बेहतर होता है।
- पीठ दर्द में राहत मिलती है। साइटिका की समस्या का भी समाधान होता है। वजन कम करने में मदद करता है इसके लिए यह क्रिया 40 से 5० बार अवश्य करें।

सावधानियाँ-

— जिनके घुटने में तीव्र दर्द हो वे न करें।
— सिरदर्द व अनियमित रक्तचाप (उच्च व निम्न है तो भी न करें।) गर्भवती महिलाओं के लिए भी यह योगासन वर्जित है।

आसन या योगासन

2. वृक्षासन-यह हठ-योग का प्रारंभिक भाग है जो कि एकाग्रता के लिए किया जाता है।

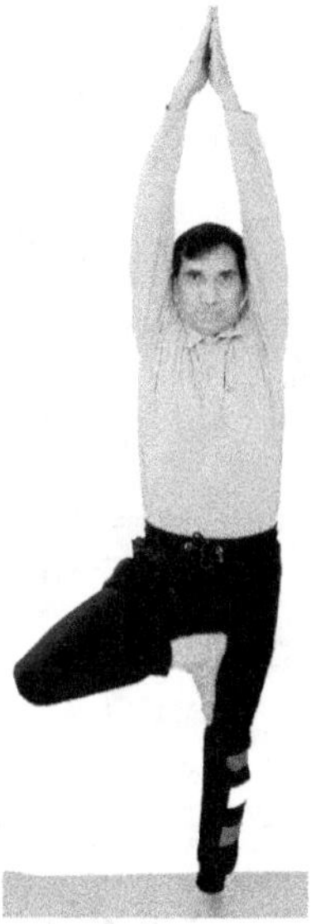

विधि-

i. योगमैट पर सीधे खड़े हो जाएँ। दोनों हाथ दाएं-बाएं से जांघों से सटे हुए (अर्थात सावधान मुद्रा) श्वास क्रिया सामान्य।

ii. दाएं घुटने को मोड़ते हुए पैर के तलवे को जांघ में अंदर की तरफ लगा दें। बायाँ पैर सीधा बिल्कुल जमीन से लगा हुआ।

iii. श्वास भरते हुए दोनों हाथ दाएं बाएं से हथेलियों का रुख जमीन की तरफ रखते हुए कंधे के सामानांतर ले जाएँ और हथेलियों का रुख आसमान की तरफ करते हुए दोनों हाथ सीधा करते हुए ऊपर से ऊपर रखें। दोनों हाथ कान से सटे हुए हों। फिर हथेलियों को आपस में मिला दें।

iv. पूरा शरीर बिल्कुल सीधा, निगाहें सामने की तरफ, श्वास भरी हुई, ॐ की आकृति, खिले हुए फूल या इष्ट देवता का मानसिक अवलोकन करें।

v. यदि श्वास रोकने में कठिनाई हो तो श्वास सामान्य भी रख सकते हैं। २० से ६० सेकंड्स तक इसी अवस्था में रुकें।

vi. श्वास खाली करते हुए दोनों हाथ कंधे के सामानांतर ले आएं। फिर हथेलियों का रुख जमीन की तरफ करते हुए हाथ के साथ-साथ पैर को भी नीचे लेकर आएं। दोनों हाथ बगल में, सावधान मुद्रा, श्वास क्रिया सामान्य।

vii. यही क्रिया अब बायीं तरफ से भी करें अर्थात बाएं पैर का घुटना मोड़ते हुए उपर्युक्त 2 से 6 की क्रिया को चरणबद्ध तरीके से करें।

viii. इस आसन को 5 से 10 बार अवश्य करें।

लाभ-

- मानसिक एवं शारीरिक तनाव से मुक्ति के साथ-साथ एकाग्रता बढ़ती है। रीढ़ की हड्डी मजबूत होती है और बच्चों की लम्बाई भी बढ़ती है।
- शरीर का संतुलन ठीक होने के साथ-साथ पैरों में मजबूती आती है। कमर, कूल्हों तथा पेट की चर्बी कम होती है।
- घुटनों के दर्द एवं साइटिका में आशातीत लाभ मिलता है।

सावधानियाँ-

- यदि घुटनों, कूल्हों आदि में दर्द अधिक है तो यह आसन न करें।
- अनिद्रा, उच्च रक्त चाप, सिरदर्द आदि में भी यह आसन न करें।
- विशेष रूप से जिनको उच्च रक्त चाप है वे यह आसन प्रणाम मुद्रा या ध्रुव मुद्रा में कर सकते हैं।

3. **त्रिकोण आसन**-इस आसन में शरीर त्रिभुज के आकर का हो जाता है। इसलिए इसको त्रिकोण आसन भी कहा जाता है।

विधि-

i. योग मैट पर पैरों को एक साथ रखते हुए सीधे खड़े हो जाएँ। दोनों हाथ जांघों के बगल में सटे हुए स्थिर, श्वास क्रिया सामान्य।

ii. अब दोनों पैरों में कन्धों से अधिक लगभग 2 से 3 फिट का फासला।

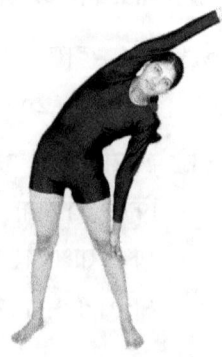

iii. दायाँ हाथ सीधा ऊपर उठायें, बाजू कान से सटी हो। श्वास छोड़ते हुए सामने की तरफ देखते हुए साथ में बायां हाथ बाएं पैर के सहारे सरकाते हुए घुटने तक या फिर क्षमतानुसार नीचे ऐंड़ी या फिर पंजे तक ले जाएँ। 15 से 20 सेकंड्स तक इसी स्थिति में बने रहें।

iv. ध्यान रहे, दायाँ हाथ कान से सटा हुआ सिर के साथ ही बायीं तरफ जायेगा और जमीन के सामानांतर रहेगा। आगे या पीछे बिल्कुल भी नहीं झुकें।

v. 15 से 20 सेकंड्स तक रुकने के बाद श्वास भरते हुए धीरे-धीरे वापस आएं और सीधे खड़े हो जाएँ, श्वास क्रिया सामान्य।

vi. अब उपरोक्त नंबर (iii) से (v) तक की क्रिया को दूसरी अर्थात बायीं तरफ से भी करें।

vii. दोनों तरफ से 4 से 7 बार अवश्य करें।

लाभ-

- इस आसन से कमर दर्द, साइटिका, पीठ दर्द, मधुमेह, कब्ज आदि में लाभ मिलता है। पेट, कमर तथा कूल्हों की चर्बी कम हो जाती है।
- जनन अंग मजबूत, रीढ़ की हड्डी लचकदार व मजबूत हो जाती है। चिंता, तनाव, अवसाद कम हो जाता है साथ ही साथ मानसिक शांति एवं एकाग्रता बढ़ती है।

सावधानी-

– माइग्रेन (अधकपारी), गर्दन में दर्द, गंभीर पीठ दर्द, घुटनों में दर्द, उच्च और निम्न रक्तचाप, स्लिप डिस्क, हृदय रोगी या जिनको चक्कर आतें हों, वे इस आसन को न करें। कुछ सावधानियों के साथ योग शिक्षक की देखरेख में करें।

4. **गरुड़ आसन**–गरुड़ पक्षियों का राजा और विष्णु भगवान का वाहन है। यह आसन पक्षियों के बादशाह गरुड़ के नाम से जाना जाता है।

विधि–

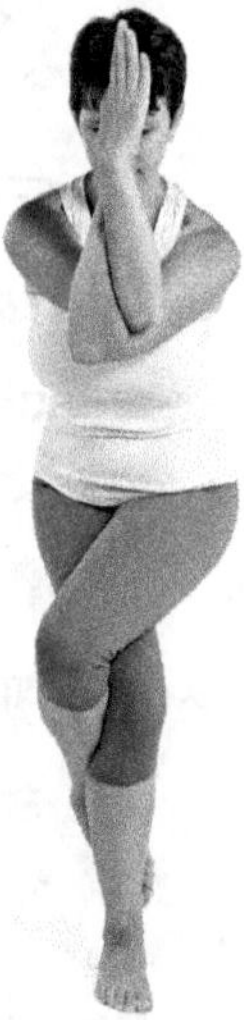

i. योग मैट पर सीधे खड़े हो जाएँ श्वास की गति सामान्य।

ii. पूरे शरीर का संतुलन दाएं पैर पर ले जाते हुए बाएं पैर को दाएं पैर के सामने से घुमाते हुए लपेट दें जैसे लता (बल्लरी पेड़ से लिपट जाती है। इस क्रिया में ध्यान रहे कि बाएं पैर के जंघे का पिछ्ला भाग दाएं पैर के जंघे के ऊपर रहे।

iii. अब दाएं हाथ और बाएं हाथ की कोहनी मोड़ते हुए 90 अंश का कोण बनाते हुए दायें हाथ को बाएं हाथ के ऊपर से ले जाते हुए बाएं हाथ दाएं हाथ को लता की तरह लपेट दें और दोनों हथलियों को जोड़ते हुए प्रणाम मुद्रा बनायें। पर ध्यान केंद्रित करते हुए लम्बी और गहरी श्वास क्रिया के साथ 15 से 20 सेकंड्स तक रुकने का प्रयास करें।

iv. अब यही नंबर (ii) और (iii) की क्रिया दूसरी तरफ यानी बायीं तरफ से अर्थात बाएं पैर पर संतुलन बनाते हुए करें।

लाभ–

- पैरों की पिंडलियों पर प्रभाव– पिंडलियों की मांसपेशियाँ मजबूत होती हैं। वेरिकोज वेन्स की समस्या में लाभ के साथ साथ रोग प्रतिरोधक क्षमता बढ़ती है।
- पीठ, कमर एवं कन्धों में खिंचाव की वजह से मांसपेशियाँ खुलती, लचीली और मजबूत होती हैं।

- बवासीर, मूत्ररोग एवं गुर्दे, साइटिका और गठिया रोग में कारगर होता है।
- अंडकोष वृद्धि तथा अन्य गुप्त रोगों में लाभदायक।
- रीढ़ को लचीला बनाता है और पीठ दर्द में लाभ मिलता है।
- शरीर का संतुलन बेहतर होता है एवं एकाग्रता बढ़ती है।

सावधानियाँ-

– शुरू-शुरू में किसी योग शिक्षक की देख-रेख में ही करें।

– जिनको गठिया की अधिक समस्या है तो न करें या डॉक्टर की सलाह पर या किसी योग गुरु के सान्निध्य में ही करें।

– गर्भवती महिलाएं यह आसन न करें।

– सूर्योदय के बाद एवं सूर्यास्त से पहले खाली पेट या खाना खाने के 5 से 6 घंटे बाद ही करें।

– रुक कर कम से कम 10 मिनट और अधिकतम आधे घंटे तक करें।

5. कटिचक्र आसन-

विधि-

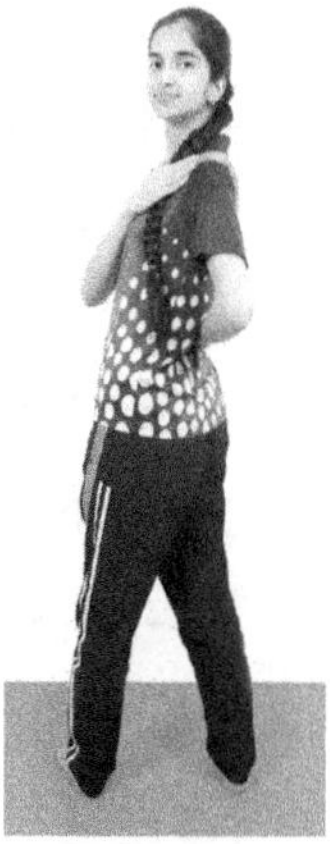

i. योग मैट पर सीधे खड़े हो जाएँ। पैरों के मध्य लगभग एक से डेढ़ फीट का फासला दोनों हाथ दाएं, बाएं, बगल में शरीर से सटे हुए।

ii. श्वास भरते हुए कमर को बायीं ओर घुमाते हुए साथ में दोनों हाथ और गर्दन भी साथ-साथ घूमेंगे। दायां हाथ बाएं कंधे को स्पर्श करेगा और पीछे बायां हाथ सीधा तना हुआ कंधे के सामानांतर ठुड्ढी को कंधे पर रखते हुए बाएं हाथ की हथेली को देंखें। 10 से 15 सेकंड्स तक रुकें।

iii. फिर श्वास भरते हुए अर्थात पूरक करते हुए कमर, गर्दन और दोनों हाथ वापस सामने लेकर आ जाएँ, श्वास क्रिया सामान्य।

iv. अब यही क्रिया दूसरी तरफ से अर्थात श्वास भरते हुए (रेचक करते हुए) कमर को दायीं ओर घुमाते हुए साथ में दोनों हाथ और गर्दन भी साथ-साथ घूमेंगे। बायां हाथ दाएं कंधे को स्पर्श करेगा और पीछे दायाँ हाथ सीधा तना हुआ कंधे के सामानांतर ठुड्ढी को कंधे पर रखते हुए दाएं हाथ की हथेली को देखें। 10 से 15 सेकंड्स तक रुकें।

v. फिर श्वास भरते हुए अर्थात पूरक करते हुए कमर, गर्दन और दोनों हाथ वापस सामने लेकर आ जाएँ। श्वास क्रिया सामान्य।

अब यही क्रिया बारी-बारी से दोनों तरफ से 7 से 10 बार अवश्य करें।

लाभ-

- कमर लचीली एवं छरहरी हो जाती है साथ में नितम्भ, पेट एवं कमर की चर्बी भी कम होती है।
- एल-4 और एल-5 में समस्या है तो वह ठीक होने लगता है।
- मोटापा और वजन कम करने में सहायक होता है।
- कन्धा, बाजू, गर्दन, पेट तथा पीठ, मेरुदण्ड में मजबूती आती है और कब्ज में राहत मिलती है।
- शंख-प्रक्षालन में उपयोगी आसन है।

सावधानियाँ-

– मेरुदंड, कमर में तीव्र दर्द है तो इस आसन को नहीं करना चाहिए।
– पेट की शल्य चिकित्सा, स्लिप डिस्क एवं हर्निया रोग की स्थिति में न करें।
– गर्भवती महिलाएं इस आसन से बचें।

आसन या योगासन

6. **शीर्षासन**-इसे आसनों का राजा कहा गया है। यद्यपि यह कठिन होता है लेकिन जो कर सकते हैं, उनके लिए वरदान है।

विधि-

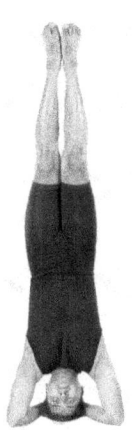

i. योग मैट या दरी जो थोड़ी मोटी हो उस पर वज्रासन में बैठ जाएँ या किसी लम्बे वस्त्र की पगड़ीनुमा गोलाकार गद्दी जैसा बना लें।

ii. आगे की तरफ झुकते हुए सिर के ऊपर का भाग पगड़ीनुमा गद्दी पर टिकाते हुए दोनों हाथों की कोहनी से लेकर हथेली तक का भाग जमीन पर रखें। दोनों हाथों की उंगलियों को आपस में फसाते हुए घेरा जैसा बना लें सहारे के लिए, जिसमें सिर को रखें। घुटने जमीन पर टिके हुए हों।

iii. पंजों के सहारे शरीर को उठायें। पहले सिर से नितम्भ तक का भाग ऊपर उठाते हुए सीधा करें। 90 अंश के कोण पर ले जाएँ अब शरीर का भार गर्दन एवं कोहनी पर संतुलित करते हुए दोनों पैर एक साथ उठायें (दोनों पैर बारी-बारी से भी उठा सकते हैं) और घुटनों को सीधा करते हुए आसमान की तरफ ले जाएँ, तान दें।

iv. आँखे बंद रखें। नाक से ही श्वास लें और छोड़ें, श्वास की गति सामान्य रखें। शुरू-शुरू में 15 से 20 सेकंड्स तक ही रुकें। बाद में अभ्यास हो जाने के पश्चात् 4, 5 मिनट भी रुक सकते हैं जो पर्याप्त है। प्रचंड अभ्यास है तो आधे-आधे घंटे तक भी रुक सकते हैं।

v. अब धीरे-धीरे श्वास छोड़ते हुए पैरों को एक साथ या बारी-बारी से नीचे लेकर आएं और वज्रासन में बैठ जाएँ, श्वास क्रिया सामान्य।

लाभ-

- फेफड़ों की कार्य क्षमता बढ़ जाती है। हर्निया, वेरिकोज वेन्स, अंडकोष वृद्धि एवं आँत से सम्बन्धी रोग दूर होते हैं।
- मस्तिष्क में रक्त का संचार तीव्र होता है। हृदय को अधिक कार्य करने की आवश्यकता नहीं पड़ती है।
- पियूष ग्रंथि और शीर्ष ग्रंथि (Pituitary & Pineal Gland) दोनों ही लसिका ग्रंथि (लिम्फ ग्लैंड्स) हैं। इनकी कार्य क्षमता बढ़ जाती है। मस्तिष्क अधिक सक्रिय हो जाता है और साथ ही साथ रोग प्रतिरोधक क्षमता बढ़ जाती है।
- अस्थमा, अनिद्रा, साइनस, बांझपन, बालों का पकना, झड़ना आदि में लाभप्रद, कारगर।
- आँखों की रौशनी बढ़ती है, चेहरे की झुर्रियां दूर होती हैं और चेहरा सदैव जवाँ दिखता है।
- अपान वायु मजबूत होती है। परिणामस्वरूप पाचन तंत्र मजबूत होता है। जठराग्नि प्रदीप्त होती है।
- संपूर्ण नाड़ी तंत्र, श्वसन तंत्र तथा उत्सर्जन तंत्र की कार्यक्षमता बढ़ जाती है।
- थाइरॉइड ग्रंथि को सक्रिय करता है जिससे मोटापा और दुर्बलता समाप्त होती है।

सावधानियाँ-

– जिनको आँख सम्बन्धी समस्या हो, वे इस आसन को न करें।
– उच्च एवं निम्न रक्त चाप, गर्दन में चोट, सिर दर्द एवं हृदय रोगी इस आसन को न करें।
– माहवारी की स्थिति में न करें। कान में दर्द या कान बह रहा हो तो न करें। खाना खाने के 4 से 5 घंटे बाद ही करें।
– इस आसन के बाद ताड़ासन या बालासन अवश्य करें।

बैठकर किये जाने वाले आसन

ध्यानात्मक आसन-प्राणायम एवं सिद्धि के लिए किया जाने वाला आसन ध्यानात्मक आसन कहलाता है।

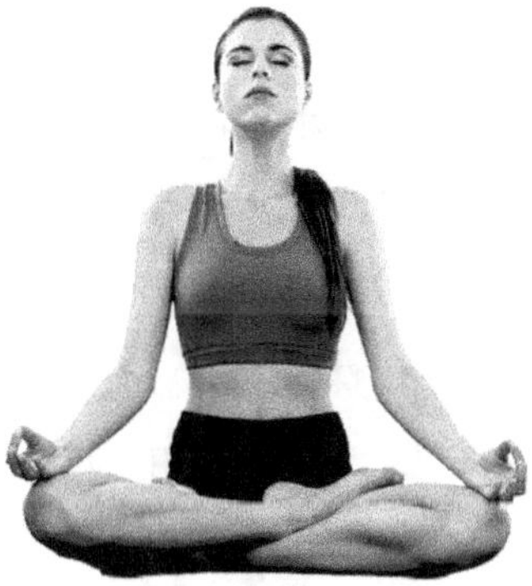

1. **सिद्धासन**-यह आसनों में सर्वश्रेष्ठ आसन है। साधु, संत सिद्ध योगी इसी आसन में बैठकर ध्यान लगाते हैं। हठयोग प्रदीपिका के अनुसार यह 72000 नाड़ियों एवं ऊर्जा के द्वार को शुद्ध करता है।

विधि-

i. दण्डासन में बैठें बायां पैर मोड़ें और ऐंड़ी को गुदा द्वार एवं यौन अंगों के मध्य में रखें। इसके बाद दाहिना पैर भी मोड़ें और उसको बाएं पैर पर ऐसे रखें जिससे दाएं पैर का टखना बाएं पैर के टखने के ऊपर हो।

ii. कमर, गर्दन, रीढ़ सीधी, गर्दन व कंधे ढीले, हथेलियों का पृष्ठ भाग घुटने पर। हथेलियों का रुख आसमान की ओर, चेहरा खिला हुआ, आँखें कोमलता से बंद।

iii. हाथों की मुद्रा ज्ञान मुद्रा में हो।

लाभ-

- रीढ़, पेट और पीठ की मांसपेशियाँ मजबूत होती हैं।
- यह मौन ऊर्जा को स्थिर रखता है।
- पहली ऐंड़ी गुदा भाग को दबाती है जिसका प्रभाव मूलाधार चक्र पर पड़ता है। दूसरी ऐड़ी गुदा और यौन अंग के बीच में होती है जिसका प्रभाव स्वाधिष्ठान चक्र पर पड़ता है। जिससे प्राण ऊर्जा के उर्ध्वगामी होने में मदद मिलती है।
- पाचन प्रणाली तीव्र होती है।

सावधानियाँ-

— हमेशा खाली पेट ही करें।
— जोड़ों, घुटनों में दर्द व साइटिका की समस्या वाले न करें।
— पीठ में तीव्र दर्द हो तो न करें।

2. **सुखासन**-यह हठ-योग से लिया गया सुख देने वाला आसन है।

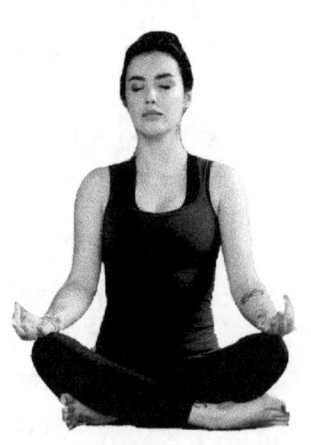

विधि-

i. योग मैट पर दोनों पैर को सामने फैलाते हुए बैठ जाएँ। इसके बाद दोनों घुटनों को एक दूसरे से क्रास करते हुए आलथी-पालथी मारकर बैठ जाएँ।

ii. कमर, गर्दन, रीढ़ सीधी चेहरे पर प्रसन्नता के भाव।

iii. दोनों हथेलियों का रुख आसमान की तरफ रखते हुए घुटनों पर ध्यान मुद्रा, ज्ञान मुद्रा में आँखें कोमलता से बंद।

लाभ-

- शरीर के संतुलन में सुधार, घुटनों एवं टखनों पर अधिक प्रभाव पड़ता है।
- तनाव, थकान, अवसाद, चिंता में कमी के साथ सकारात्मक ऊर्जा का संचार। दिमाग को शांति एवं स्थिरता प्रदान करता है।

सावधानियाँ-

— घुटनों, टखनों, साइटिका की समस्या ज्यादा है तो योग शिक्षक की देख-रेख में करें।
— पीठ, रीढ़ में तीव्र दर्द हो तो सावधानी रखें या ना करें।

आसन या योगासन

3. **पद्मासन** (Lotus Pose)—यह एक ऐसा आसन है जिसमें शरीर का आकार कमल के सामान दिखाई पड़ता है। इसलिए इस आसन को पद्मासन के नाम से भी जाना जाता है। इस आसन में चक्र बेहतरीन तरीके से काम करते हैं।

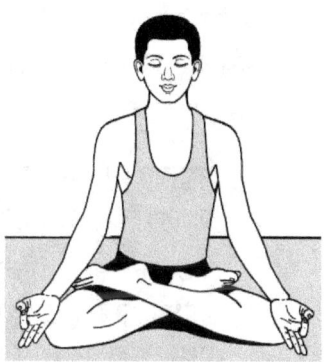

विधि-

i. सबसे पहले जमीन पर योग मैट, चादर आदि बिछाकर दण्डासन में बैठ जाएँ।

ii. दाएं पैर के घुटने को मोड़ते हुए बाएं पैर के जंघामूल पर इस प्रकार रखें की ऐंड़ी नाभि से थोड़ा नीचे बायीं तरफ पेट को छूती रहे।

iii. इसी तरह से बाएं पैर के घुटने को मोड़ते हुए दाएं पैर के जंघामूल पर नाभि के थोड़ा दायीं तरफ पेट को स्पर्श करती रहे। इस प्रकार दाएं और बाएं पैर की ऐड़ी एक दूसरे के विपरीत उनमे लगभग 4 अंगुल का फासला। तलवों का रुख ऊपर आसमान की ओर, घुटनें जमीन को स्पर्श करती रहे। ऐसा प्रतीत हो जैसे दोनों हथेलियों के बीच पेडू के ऊपर का भाग अर्थात पूरा शरीर स्थित हो।

iv. फिर दोनों हथेलियां घुटनों पर हथेलियों का रुख आसमान की ओर ध्यान मुद्रा, ज्ञान मुद्रा, ब्रह्म अंजलि मुद्रा (बायीं हथेली नीचे और दायीं उसके ऊपर) में रखते हुए गोद में रख देते हैं।

v. पेट कमर, गर्दन एवं रीढ़ सीधी, चेहरे पर प्रसन्नता के भाव। आँखें कोमलता से बंद या फिर दृष्टि को नासिका के अग्र भाग पर टिका कर भी बैठ सकते हैं।

विशेष-पद्मासन में यदि ब्रह्म मुद्रा, चिन मुद्रा में ध्यान करें तो ध्यान अधिक से अधिक लगता है।

लाभ-
- पद्मासन में मेरुदंड होने से सुषुम्ना नाड़ी में ऊर्जा (प्राण का प्रवाह) बेहतर ढंग से होता है।
- रीढ़ के सबसे निचले अर्थात Tail-bone पर प्रभाव थोड़ा अधिक पड़ता है जिससे संपूर्ण नाड़ी तंत्र को फायदा मिलता है तथा जोड़ों में लाभ मिलता है।
- ध्यान चक्रों तथा कुण्डलीनी जागरण में महत्वपूर्ण योगदान देता है।
- प्रजनन अंगों पर अनुकूल प्रभाव पड़ने के साथ वीर्य एवं पौरुष शक्ति में वृद्धि होती है।
- स्मरण शक्ति में तीव्र वृद्धि होती है, मन शांत रहता है।
- पेट, कमर तथा कूल्हों की चर्बी कम होती है।
- रक्तचाप नियंत्रित रहता है।
- Stress, हार्मोन कम बनता है जो चिंता, तनाव एवं अवसाद को कम करता है।

सावधानियाँ-
- जिनके टखनों, घुटनों में तीव्र दर्द हो, वे इस आसन को न करें।
- सुबह खाली पेट या खाना खाने के 4 से 5 घंटे के बाद करें।
- जिनके पैर लचीले नहीं हैं उन्हें तितली आसन का अभ्यास करना चाहिए।
- पीठ, कमर में गंभीर दर्द तथा साइटिका के रोगी यह आसन न करें।
- गर्भवती महिला कुशल योग शिक्षक या डॉक्टर की सलाह पर ही करें।

4. **वज्रासन**-इसको ध्यानात्मक आसन का भी भाग माना जाता है। इसलिए हमने इसको यहाँ पर लिया है।

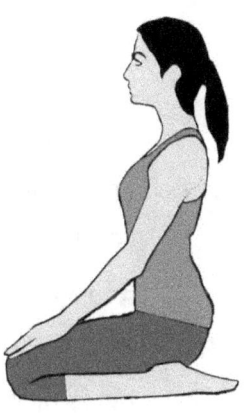

मात्र यही एक आसन है जिसको भोजन के तुरंत बाद कभी भी किसी भी वक्त किया जा सकता है। पाचन प्रणाली को तीव्र करने के साथ साथ रक्त का प्रवाह भी तीव्र गति से होता है।

विधि-

i. किसी समतल जगह पर दण्डासन में बैठ जाएँ।

ii. फिर दाएं पैर को मोड़ें और उसे दाएं नितम्भ के नीचे इस प्रकार रखें की बाहरी टखना जमीन को छूता रहे और तलवे का रुख आसमान की ओर थोड़ा स्लोप (ढलान) जैसी स्थिति दिखे। इसी प्रकार बाएं पैर को मोड़कर बाएं नितम्भ के नीचे ले जाएँ और बाएं पैर का बाहरी टखना भी जमीन को छूता रहे।

दोनों पैरों की स्थिति में अंतर ऐसा हो की दोनों पैर के अंगूठे एक दूसरे को स्पर्श करे और पूरे शरीर को दोनों एड़ियों के बीच रखें।

iii. कमर, गर्दन सीधी, कंधे सीधे, दोनों हथेलियां घुटनों पर हथेलियों का रुख आसमान कीओर, आँखें कोमलता से बंद चेहरे पर प्रसन्नता के भाव श्वास क्रिया सामान्य। 3 से 5 मिनट तक इसी अवस्था में बने रहे।

iv. वापस आने के लिए उसी क्रम में पैरों को खोलें जिस क्रम में वज्रासन में गए थे। अर्थात पहले बाएं पैर फिर दाएं पैर का घुटना खोलते हुए दोनों पैर सामने ले जाएँ और सीधा करें।

आराम से आसन पर बैठ जाएँ, श्वास क्रिया सामान्य।

लाभ-

- इस आसन को करते समय वज्र नाड़ी प्रभाव में होती है जिससे पाचन शक्ति तीव्र होती है।
- खाना खाने के तुरंत बाद किया जाने वाला यह एक मात्र आसन है।
- उच्च रक्त चाप नियमित हो जाता है।
- शरीर का चयापचय (Metabolism) तीव्र होता है। चयापचय वह क्रिया है जो भोजन को ऊर्जा में परिवर्तित करता है अर्थात जो कोशिकाओं को ईंधन प्रदान करता है।
- जंघा, घुटना, नितम्भ, टखनों आदि के खिंचाव से मजबूती आती है।
- कमर के निचले हिस्से में दर्द है तो वह कम हो जाता है।
- एकाग्रता बढ़ती है। जिससे तनाव, अवसाद, चिंता समाप्त होने लगती है।
- पेट, यकृत, एवं गर्भाशय के लिए उत्तम अभ्यास है।
- किसी भी उम्र में किया जा सकता है।

सावधानियाँ-

– पैर का किसी भी तरह का ऑपरेशन जैसे टखने, घुटने का हुआ हो या तो यह आसन न करें।

– गर्भवती महिलाएं भी यह आसन न करें।

– अगर अल्सर, आँतों से सम्बंधित हर्निया या बड़ी आँत सम्बन्धी कोई समस्या है तो चिकित्सक की सलाह के बाद ही करें।

आसन या योगासन

बैठकर किए जाने वाले अन्य आसन

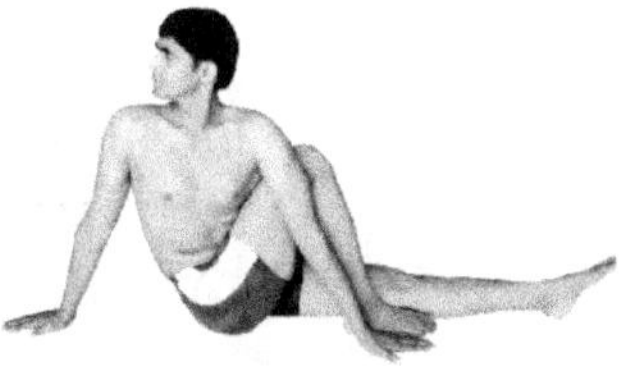

1. वक्रासन-

विधि-

i. सबसे पहले दण्डासन में चटाई पर बैठ जायें। कमर, गर्दन, रीढ़ सीधी, दोनों पैर सामने लम्बवत तने एवं सटे हुए।

ii. दाएं पैर को मोड़ते हुए तलवे को बाएं पैर के घुटने के बगल में स्थित करें अर्थात रख दें।

iii. जो पैर मोड़ा है वही हाथ, अर्थात दायां हाथ पीछे की ओर ले जाकर हथेली को रीढ़ से सटाकर जमीन पर स्थित कर दें।
संक्षेप में जो पैर पीछे वही हाथ पीछे।

iv. अब बायां हाथ उठाते हुए दाएं पैर के घुटने के पीछे से ले जाते हुए बाएं पैर का घुटना पकड़ें या दाएं पैर के सामानांतर जमीन पर रख दें। पेट और छाती पर दबाव बनाकर रखें।

v. श्वास बाहर करते हुए गर्दन व रीढ़ को दायीं तरफ घुमाते हुए पीछे देखें। लेकिन ध्यान रहे, शरीर पीछे झुकेगा नहीं बल्कि 90 अंश के कोण पर सीधा रहेगा। श्वास-प्रश्वास सामान्य रखें। 15,20,30 सेकंड्स तक रुकें। दायीं तरफ यकृत पूरी तरह से प्रभाव में होगा। इस स्थिति में फैटी लिवर निरोगी होगा।

vi. धीरे-धीरे श्वास भरते हुए दण्डासन की स्थिति में वापस आएं।

vii. अब नंबर (ii) से (vi) की क्रिया को बायीं तरफ से भी करें। बायीं तरफ से करने पर हमारा अग्न्याशय पूरी तरह से प्रभाव में होता है।

viii. आरोग्य के लिए दोनों तरफ से कम से कम 3 से 4 बार अवश्य करें।

लाभ-

- जब दायां पैर मोड़ते हैं और छाती और पेट से सटाते हैं तो दबाव लिवर पर पड़ता है। जिससे अगर फैटी लिवर है तो स्वस्थ होने लगता है।
- इसी प्रकार जब बायाँ पैर मोड़ते हैं और बायीं तरफ पेट और छाती पर दबाव देते हैं तो अग्न्याशय, अमाशय, प्लीहा पर प्रभाव पड़ता है।
- इसको पेट और कमर की चर्बी खत्म कर सपाट करने वाला आसन भी कह सकते हैं।
- उच्च रक्त चाप, कब्ज, हर्निया, पित्ताशय आदि समस्या का समाधान होता है जिससे यकृत, अमाशय एवं गुर्दा निरोगी रहता है।
- मधुमेह, दमा, वायु, गुप्त रोग, कमर दर्द आदि में अधिक लाभकारी है यह आसन।
- रीढ़ की हड्डी को लचीला एवं मजबूत बना देता है।
- अग्न्याशय एवं यकृत पर प्रभाव पड़ने से पाचन प्रणाली तीव्र होती है।

सावधानी-

- हृदय रोग, पेट, घुटने, कोहनी, कमर गर्दन में तीव्र दर्द है तो यह आसन न करें।

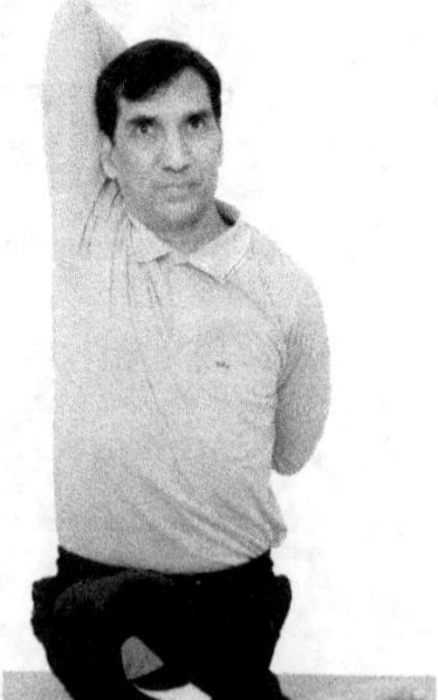

2. **गोमुख आसन-** इस आसन को भी हठ-योग से लिया गया है। इस आसन को करते समय शरीर की स्थिति गाय के मुख के समान होती है। इसलिए इसको गोमुख आसन कहा जाता है।

आसन या योगासन

विधि-

i. योग मैट पर दण्डासन में बैठ जाएँ, श्वास क्रिया सामान्य।

ii. बायां पैर मोड़ें। ऐड़ी या अंदरूनी टखने को नितम्भों के बीच में लेकर आएं तथा गुदा वाले भाग को टखना या ऐंड़ी पर स्थित करें। जो नए साधक हैं या जो ऐसा करने में असमर्थ हैं वे बाएं पैर की ऐंड़ी को दायीं और नितम्भ के बगल जमीन पर रख सकते हैं या सुखासन में कर सकते हैं।

iii. अब दायां पैर मोड़ते हुए बाएं पैर को ऊपर से ले जाते हुए बायीं तरफ बाएं नितम्भ के पास सटाकर जमीन पर रख दें। स्थिति इस प्रकार होगी की दायें पैर का घुटना बाएं पैर के ऊपर होगा जो गाय के मुख के सामान दिखेगा।

iv. अब बाँयां हाथ आगे लाते हुए हथेली को दाएं पैर के घुटने पर रखें और दायीं हथेली बायीं हथेली के ऊपर रखें, अर्थात ओवरलैप करें।

v. अब जो पैर (दायां पैर) ऊपर है वही हाथ (दायां हाथ) उठाते हुए सामने कंधे के सामानांतर सीधा करें और हथेली के रुख को ऊपर करते हुए कोहनी को मोड़ते हुए दाएं कंधे के ऊपर से पीछे पीठ पर लगा दें।

vi. अब बाएं हाथ को उठायें और सामने नाक की सीध में कंधे के सामानांतर फैलाएं। हथेली का रुख जमीन की तरफ हाथ को लम्बाई देते हुए घुमाते हुए, जैसे हाथ उड़ान भर रहा हो। धीरे- धीरे बायीं तरफ से पीछे ले जाएँ और दोनों हाथों की उंगलियों को आपस में फसा लें और इंटरलॉक करें।

vii. ध्यान रहे कि इस स्थिति में भुजा कान के पीछे या फिर सिर से पीछे सटी हुई हो। कोहनी का रुख आसमान की तरफ हो। सिर के पीछे कोहनी ऐसी दिखाई दे मानो कोई झोपड़ी हो।

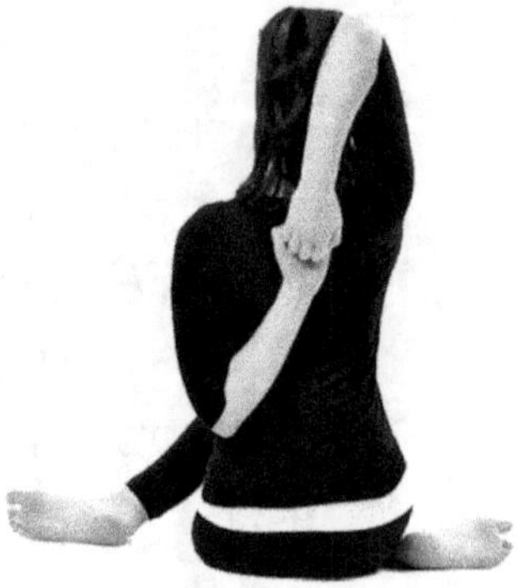

viii. थोड़ा जोर लगाते हुए सिर से कोहनी को पीछे की तरफ धकेलें अर्थात सिर को कोहनी से लगा दें। कमर, रीढ़ बिल्कुल सीधी।

ix. चेहरे एवं दृष्टि का रुख सामने की तरफ किसी शुभ, पूज्य आकृति का खुली आँखों से मानसिक अवलोकन जैसे स्वास्तिक, अपने इष्ट देव या जो जिस धर्म से सम्बन्ध रखते हों। श्वास क्रिया सामान्य। इसी स्थिति में 15 से 20 सेकंड्स रुकें, ध्यान सांसों पर टिका सकते हैं।

x. अब नंबर (ii) से (x) तक की क्रिया को पैरों और हाथों की स्थिति बदलते हुए अर्थात दायीं तरफ से दायां पैर मोड़ते हुए करें।

xi. इस क्रिया को अदल-बदल के 4 से 5 बार कर सकते हैं।

लाभ-

- बवासीर, भगन्दर (फिशर) एवं फिस्टुला, कम्पवाद जैसे रोग में उपयोगी आसन है।
- सर्वाइकल स्पोंडिलिटिस, जोड़ों का दर्द जैसे गर्दन में दर्द, कंधे में जकड़न से छुटकारा मिलता है।
- महिलाएं एवं पुरुषों में सेक्स से सम्बंधित समस्या का समाधान के साथ-साथ प्रजनन क्षमता का विकास होता है।
- लिवर, गुर्दे आदि स्वस्थ रहते हैं।
- जंघाओं, कूल्हों की चर्बी कम होती है और दर्द में राहत भी मिलती है।

- चूंकि इस आसन में छाती पर अनुकूल प्रभाव पड़ता है इसलिए फेफड़ों, श्वसन एवं हृदय सम्बन्धी रोगों को दूर करने में मदद करता है।
- मधुमेह रोगी के लिए उपयोगी है क्योंकि यह आसन पैन्क्रियाज, पाचक ग्रंथि को क्रियाशील करता है।
- धातु रोग, हर्निया, स्त्री सम्बन्धी, अस्थमा रोग में बहुपयोगी है।
- रीढ़ बिल्कुल लचीली एवं स्वस्थ हो जाती है।

सावधानियाँ-

– यदि हाथ, पैर और घुटने में तीव्र दर्द है तो यह आसन न करें।

– बवासीर, फिस्टुला, भगन्दर यदि गंभीर है और खून आता है तो भी यह आसन न करें। किसी डॉक्टर की सलाह अवश्य लेनी चाहिए।

– रीढ़ की हड्डी में गंभीर समस्या है तो भी यह आसन न करें।

– सुबह खाली पेट अथवा खाना खाने के 4 से 5 घंटे के बाद करें।

– गर्भवती महिला गर्भ के पहले तीन माह तक यह आसन बिल्कुल न करें। उसके भी बाद योग्य चिकित्सक की सलाह से ही करें।

3. ऊष्ट्रासन-इस आसन को करते समय जो स्थिति दिखाई पड़ती है वह ऊंट के सामान होती है। इसलिए इसको उष्ट्रासन भी कहा जाता है।

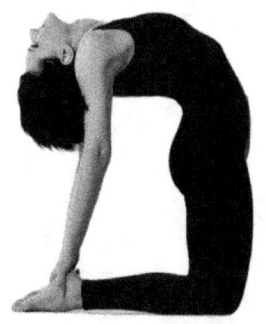

विधियाँ-

i. वज्रासन में बैठ जाएँ दोनों हथेलियां घुटनों पर।

ii. घुटनों के बल सीधे खड़े हो जाएँ। दोनों हाथ कमर पर ले जाएँ। हाथ के दोनों अंगूठों को मिलाते हुए उनको रीढ़ की निचली से निचली गोटी अर्थात हड्डी पर रख दें।

iii. श्वास भरते हुए, आँखें खुली या बंद जैसी क्षमता हो कमर से मोड़ते हुए धड़ भाग को पीछे से पीछे ले जाएं। पीछे से पीछे खुली आँखों से या बंद अर्थात मन की आँखों से देखने। पीठ को धनुष का आकार दें। पीछे की ओर अपनी क्षमतानुसार झुकें।

यह तो सामान्य तरीका हुआ। अब इसे अधिक प्रभावी ढंग से करने के लिए दोनों हाथ बारी-बारी से कमर से हटाते हुए दायां हाथ दाएं पैर की ऐंड़ी या तलवे पर और बायाँ हाथ बाएं पैर की ऐंड़ी या तलवे पर चिपका दें।

अब शरीर का वजन भुजाओं तथा तलवे पर आ जायेगा।

iv. अपनी क्षमतानुसार श्वास रोककर या सामान्य श्वास क्रिया के साथ 15,20,30 या जितनी देर तक रुक सकते हैं, रुके रहें।

v. फिर दाएं एवं हाथ को बारी-बारी से ऐंड़ी से हटाकर कमर पैर तक लेकर आएं।

vi. श्वास छोड़ते हुए धीरे-धीरे कमर को सीधी करें। घुटनों पर खड़े होते हुए वज्रासन में बैठ जाएँ।

विशेष-

- उष्ट्रासन की स्थिति में तब तक रहें जब तक श्वास रोक सकते हैं।

लाभ-

- साथ में हृदय की मांस में भी खिंचाव की वजह से हृदय में गतिशीलता आती है, फलस्वरूप हृदय प्रभावी ढंग से काम करता है।

- पेट की मांसपेशियाँ मजबूत होती हैं, पाचन एवं प्रजनन तंत्र प्रभावी ढंग से काम करते हैं।
- थाइरॉइड और पैराथाइरॉइड प्रभावी ढंग से काम करते हैं, प्राण ऊर्जा एवं रक्त का संचार तीव्र होता है।
- रीढ़ लचीली हो जाती है तथा पीठ दर्द से छुटकारा मिलता है।
- पेशीय तंत्र, नाड़ी तंत्र, श्वसन तंत्र आदि मजबूत होते हैं।
- चूँकि इसमें जांघों, जननांगों, टखने, पेट, छाती, गले में खिंचाव बनता है जिससे यह पूरे शरीर के लिए लाभकारी साबित होता है। इंसान शारीरिक एवं मानसिक रूप से स्वस्थ हो जाता है।
- कुण्डलिनी जागरण, खासकर ह्रदय चक्र को जागृत करता है।

सावधानियाँ-

- मेरुदंड तथा पीठ के निचले हिस्से में तीव्र दर्द है तो न करें।
- जिनका थाइरॉइड बढ़ा हुआ हो, किसी प्रकार की शल्य क्रिया हुई है अथवा हर्निया है, तो यह आसन न करें।
- किसी भी रक्त चाप (हाइपो या हाइपरटेंशन) एवं ह्रदय के रोगी योग गुरु के सान्निध्य में ही करें।

नोट-इस आसन के बाद शवासन जरूर करें।

4. **अर्ध मत्स्येन्द्र आसन**-योगी मत्स्येन्द्र नाथ जी के पूर्ण मत्स्येन्द्रासन से लिया गया है, और उन्हीं के नाम पर है।

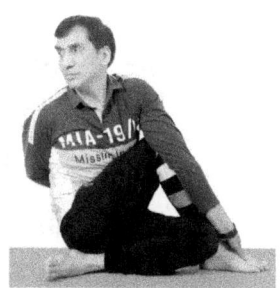

विधि-

i. दोनों पैर सामने फैलाकर सीधे बैठ जायें। दोनों पैर सटे हुए, श्वास क्रिया सामान्य। ध्यान कमर और पेट पर।

ii. बाएं पैर को मोड़ते हुए ऐंड़ी को दाएं पैर के नीचे से ले जाकर कूल्हे के पास स्थित करें।

iii. अब दाएं पैर को बाएं पैर के घुटने से ऊपर ले जाकर बायीं तरफ घुटने के बगल में रख दें।

iv. बायाँ हाथ उठाते हुए दाएं पैर के घुटने को पीछे से ले जाते हुए दाएं पैर का पंजा, घुटना पकड़ लें या बायीं कोहनी को दाएं पैर के घुटने पर खड़ा करके रख दें तथा दाहिना हाथ पीछे ले जाएँ और रीढ़ के सामानांतर या रीढ़ से सटाते हुए जमीन पर रख दें। अथवा, घूमते हुए पीछे से ले जाएँ, और दाएं पैर का जंघा छूएं।

अब श्वास छोड़ते हुए कमर और कंधे को दायीं तरफ घुमाते हुए पीछे देखने का प्रयास करें। मुड़ने के बाद श्वास प्रश्वास की क्रिया सामान्य रख सकते हैं। 15, 20, 30 सेकंड्स तक रुकें और श्वास भरते हुए वापस आएं। श्वास सामान्य करें। स्थिर, शांत भाव से बैठ जाएँ।

v. यही क्रिया दूसरी तरफ से करें अर्थात दायाँ पैर मोड़ते हुए क्रिया (ii) से (v) तक।

अब दोनों तरफ से कम से कम दो बार अवश्य करें।

लाभ-

- रीढ़ की हड्डी लचीली होती है। पीठ और कमर दर्द के लिए लाभ देने वाला। कमर और पेट की चर्बी कम होती है।

- कब्ज, अपच गैस आदि की समस्या से निजात मिलता है।

- दायीं तरफ जंघे के दबाव से बिगड़ा हुआ यकृत तथा बायीं तरफ जंघा के दबाव से अग्न्याशय की कार्यक्षमता तीव्र होती है चूँकि अग्न्याशय भोजन को पचाता है एवं शुगर को नियंत्रित

करता है और इन्सुलिन बनाता है जो खून में ग्लूकोस की मात्रा को कम रखता है।
- ऐसे मधुमेह रोगियों के लिए विशेष रूप से लाभदायक आसन है जो मंडूक आसन नहीं कर सकते हैं।
- यौन रोग संबंधी समस्या का समाधान होता है और साथ ही प्रजनन अंग भी मजबूत होते हैं।
- पेट तथा आँतों की मांसपेशी मजबूत होती है और पाचन प्रणाली दुरुस्त होती है। समस्त उत्सर्जन अंग प्रभावी रूप से काम करते हैं।

सावधानियाँ-
- अल्सर, हृदय रोग, हर्निया से पीड़ित लोग चिकित्सक की सलाह के बाद किसी उत्कृष्ट योग शिक्षक की निगरानी में करें।
- साइटिका एवं स्लिप डिस्क के रोगी न करें।
- गर्भावस्था एवं माहवारी के समय न करें।

5. **मंडूकासन-** इस आसन को करने से जो आकार बनता है वह मेंढक की भांति दिखता है। इसलिए इसको मंडूकासन कहते हैं।

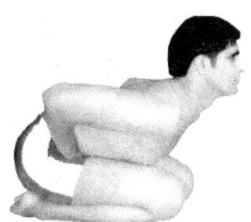

विधि-

i. योगा मैट पर वज्रासन में बैठ जाएँ। कमर, गर्दन, रीढ़ सीढ़ी, चहरे पर प्रसन्नता के भाव, श्वास-प्रश्वास सामान्य।

ii. दोनों हाथों की मुट्ठी इस प्रकार बंद करें की अंगूठे के नाखून की जड़ वाला भाग मुट्ठी के अंदर हो, बाकी भाग नोंक की भांति बाहर निकला हो।

आगे समस्याओं के हिसाब से मुट्ठी पेट पर रखने की स्थिति तीन प्रकार से होगी-

a. यदि कब्ज की समस्या है तो नाभि के दायीं और बायीं ओर मुट्ठी (Fist) की नोक को रखेंगे।

b. यदि वात, गैस अदि की समस्या है तो मुट्ठी (Fist) को नाभि के नीचे रखेंगे।

c. यदि मधुमेह की समस्या है तो पता है हमें अग्न्याशय (पैंक्रियास) पर प्रभाव डालना है और अग्न्याशय नाभि के ऊपर थोड़ा बायीं तरफ लगभग 3 से 6 इंच के बीच में होता है, मुट्ठी को नाभि से ऊपर रखेंगे।

iii. उपरोक्त तीनों स्थिति के अनुसार मुट्ठी को रखने के पश्चात श्वास भरेंगे और श्वास खाली करते हुए झुकते हुए मुट्ठी से पेट को रीढ़ की तरफ ढकेलते हुए अंदर से अंदर जिससे की पेट रीढ़ से लग जाए। आगे की तरफ इतना झुकें कि छाती जंघा से लग जाये। चेहरे का रुख सामने की तरफ, निगाहें आसमान की तरफ देखें, या देखने का प्रयास करें। इसी स्थिति में लगभग 1 मिनट तक बने रहें या अपनी क्षमतानुसार।

iv. श्वास भरते हुए ऊपर आएं और वज्रासन में बैठ जाएँ। बैठने के बाद श्वास सामान्य करें।

v. यही क्रिया कम से कम 3-5 बार अवश्य करें।

लाभ-

- अग्न्याशय सक्रिय हो जाता है बीटा सेल्स पुनर्जीवित होता है। इन्सुलिन बनने लगता है जिससे मधुमेह रोगी ठीक होने लगते हैं।

आसन या योगासन

- यकृत जो हमारा महत्वपूर्ण अंग है जिसपर मंडूक आसन का प्रभाव होता है 400 प्रकार का एन्जाइम्स छोड़ता है। एन्जाइम्स वह प्रोटीन होता है जो रासायनिक क्रियायों को गति देता है।
- पेट, हृदय और फेफड़े के लिए लाभकारी आसन है। गैस, कब्ज, वायु, अपच, भूख न लगने सम्बन्धी रोग दूर होते हैं।
- अमाशय, पित्ताशय, जिगर, मलाशय छोटी आँत, बड़ी आँत, गुर्दे तथा प्रजनन अंगों को प्रभावी, बलवान एवं क्रियाशील बनाता है।
- कूल्हों, जंघाओं को मजबूत बनाता है, साथ ही पेट की चर्बी को कम करता है।
- मासिक चक्र में होने वाले दर्द से छुटकारा मिलता है।
- नाभि खिसक गयी है तो बैठ जाती है तथा हर्निया रोग में भी लाभदायक है। रोग प्रतिरोधक क्षमता बढ़ जाती है।

सावधानियाँ-

– पेट की कोई गंभीर समस्या है तो न करें।
– जो महिलाएं गर्भवती या मासिक चक्र की स्थिति से गुजर रही हैं वे न करें।
– जिनको पित्त एवं नाभि से सम्बंधित गंभीर समस्या है वे इस आसन को न करें।
– किसी भी समस्या की स्थिति में डॉक्टर या योग गुरु की देख-रेख में ही करें।

6. **मत्स्यासन**-इस आसन को करने से पहले धनुरासन, भुजंगासन, सेतु बंध और खास कर सर्वांगासन करें क्योंकि शरीर का जो अंग निष्क्रिय रह जाता है, वह सर्वांगासन से सक्रिय हो जाता है।

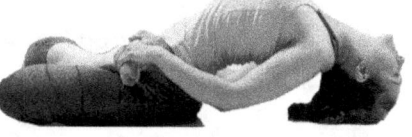

विधि-

i. चादर या दरी बिछाकर दण्डासन में बैठ जाएँ, श्वास-प्रश्वास की गति सामान्य।

ii. दोनों पैर को मोड़ते हुए पद्मासन लगाएं।

iii. धीरे श्वास भरते हुए दोनों कोहनियों की सहायता से धड़ को पीठ के बल जमीन की तरफ झुकाते जाएँ, जब तक कि सिर के बीच चोटी वाला भाग जमीन पर न लग जाये। जब चोटी वाला भाग जमीन को छू ले तथा पीठ में वक्र अर्थात जमीन से लगभग एक से डेढ़ इंच ऊपर हो, उसके बाद।

iv. दोनों कोहनी को हटाएँ तथा दोनों हाथों से पैर के दोनों अंगूठे पकड़ें। इस स्थिति में कम से कम 10,15,20 सेकंड्स तक बने रहें।

v. फिर दोनों हाथ नीचे लाएं। पीठ के नीचे दोनों हाथों से सहारा देकर श्वास बाहर करते हुए पद्मासन में बैठ जाएं।

लाभ-

- पाचन प्रणाली स्वस्थ हो जाती है, पेट में गैस नहीं बनती है।
- कन्धों तथा गर्दन की मांसपेशियों को तनाव मुक्त करता है जिससे सर्वाइकल और कमर दर्द की समस्या समाप्त हो जाती है।
- थायरॉइड, पैराथायरॉइड एवं एड्रिनल ग्रंथि को मजबूत करता है।
- अग्न्याशय पर प्रभाव से तीव्र इन्सुलिन का स्राव फलस्वरूप मधुमेह रोग ठीक हो जाता है।
- रीढ़ में लचक के साथ-साथ पीठ की मांसपेशियों में रक्त का संचार प्रभावी ढंग से होता है।

- महिलाओं में जनन व यौन, मासिक धर्म सम्बन्धी विकारों का समाधान होता है।
- फेफड़े के रोग से छुटकारे के साथ-साथ नाभि टालने की समस्या खत्म हो जाती है।

सावधानियाँ-

- हर्निया, पेप्टिक अल्सर दोनों तरह के रक्तचाप। अधकपारी (माइग्रेन) से ग्रसित रोगी तथा गर्भवती महिलाओं को नहीं करना चाहिए।
- रीढ़, कमर दर्द, गर्दन, कन्धों में कोई पुरानी चोट है तो न करें।
- ऐसे लोग जो किसी शल्य क्रिया से गुजरे हों कम से कम 6 माह तक यह आसन न करें। उसके बाद भी चिकित्सक की सलाह पर ही करें।
- घुटनों में गंभीर दर्द या साइटिका रोगी है तो पद्मासन लगाकर यह आसन नहीं करना चाहिए।

7. **तुलासन, लटकन, झूलासन-**बंद नाक की स्थिति में उपयोगी आसन है। इससे शरीर का संतुलन बेहतर होता है।

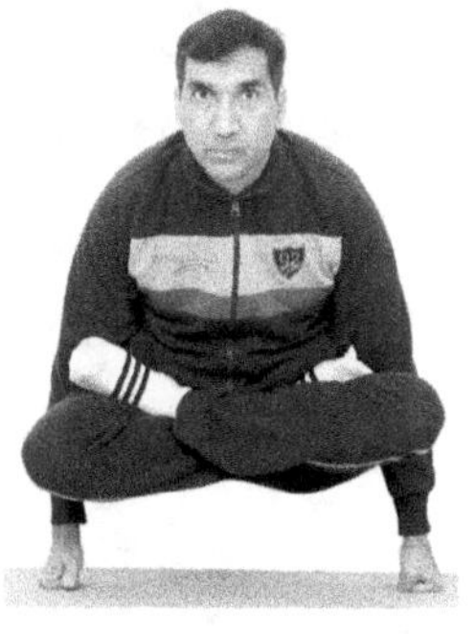

विधि-

i. दण्डासन में सीधे बैठें, श्वास क्रिया सामान्य।

ii. पैरों को मोड़ते हुए पद्मासन लगाएं। दोनों हाथ पार्श्व भाग में अर्थात बगल में श्वास भरते हुए दोनों हाथ की सहायता से दोनों हाथ या तो गुटके पर स्थित करें या मुट्ठी जमीन पर या अंगुलियों तथा हथेलियों के सहारे बलपूर्वक शरीर को ऊपर उठायें।

अर्थात पद्मासन हमारे कोहनी के सामानांतर दिखाई पड़े। कम से कम 15 से 20 सेकंड्स तक रुकें। श्वास खाली करते हुए वापस आएँ, श्वास क्रिया सामान्य।

iii. अब उपरोक्त (ii) वाली स्थिति को थोड़ा और अधिक प्रभावशाली ढंग से करने के लिए-जालंधर बंध के साथ अर्थात ठुड्ढी को कंठ कूप से लगाकर शरीर को ऊपर उठायें। लेकिन सर्वाइकल वाले ऐसा नहीं करेंगे। 15, 20, 30 सेकंड्स तक रुकने के बाद जालंधर बंध खोलें और श्वास छोड़ें, वापस नीचे आएं और श्वास सामान्य करें।

iv. (iv) उपरोक्त (ii) और (iii) में ऊपर जाने के बाद झूले की तरह आगे-पीछे दोलन गति करें।

लाभ-

- पेट की मांसपेशियों पर खिंचाव एवं बल पड़ता है जिससे पाचन प्रणाली तीव्र और मजबूत होती है।
- कन्धा तथा पीठ की मांसपेशियाँ कलाइयां मजबूत बनती हैं। कम्पवाद रोग दूर होता है।
- धातु से सम्बंधित रोग का निराकरण होता है।
- मेरुदंड की कार्य क्षमता बढ़ती है प्राण प्रवाह उर्ध्वगामी होता है।
- शरीर लचीला और संतुलित होता है।

सावधानियाँ-

— हाथ में चोट लगी है या घुटनों तथा टखनों में भी गंभीर समस्या है तो यह आसन न करें।

— हृदय, श्वास से सम्बंधित गंभीर समस्या है तो यह आसन न करें। कुम्भक तो बिल्कुल न लगाएं।

— सुबह-सुबह खाली पेट या खाना खाने के 4 से 5 घंटे के बाद करें।

8. **मयूरासन**–इस आसन को भी हठ–योग से लिया गया है। इस आसन को करते समय जो आकार बनता है वह मोर जैसा होता है इसलिए इसको मयूरासन कहा गया है।

इसकी खासियत हम यूँ बयां कर सकते हैं। जिस प्रकार से मोर निश्चिन्त, निर्विघ्न अर्थात वगैर यह सोचे की सांप विषैला है उसको उसी रूप में निगल कर पचा लेता है, ठीक उसी प्रकार इस आसन को करने से हमारा शरीर भी विषाक्त पदार्थ अर्थात विष को पचाकर ऊर्जा में परिवर्तित कर देगा। इस आसन को हम मुख्य्त तीन स्थिति के साथ कर सकते हैं–

विधि–

A. **सामान्य लोगों के लिए**–ध्यान मणिपुर चक्र पर, श्वास क्रिया वाह्य कुम्भक में–

- **i.** सबसे पहले वज्रासन में बैठ जाएँ श्वास क्रिया सामान्य।
- **ii.** फिर घुटने के बल बैठें पंजे मिले हुए हों तथा घुटने खुले हुए। दोनों नितम्भों को दाएं–बाएं पैर की ऐंड़ी पर स्थित करें।
- **iii.** दोनों हथेलियों को दोनों घुटनों के बीच में जमीन से लगा दें, अंगुलियों का रुख पीछे की तरफ।
- **iv.** अब आगे की तरफ थोड़ा झुकते हुए दोनों कोहनियों को पेट पर नाभि के दाएं–बाएं समानांतर स्थित करें।
- **v.** दोनों पैरों को मिलाकर जमीन से पंजों के सहारे उठायें और सीधा करें, पैर तना हुआ, पैरों की उंगलियां जमीन से लगी हुई।
- **vi.** श्वास बाहर करते हुए शरीर को आगे खिसकाते हुए अपनी नाभि से छाती तक का भाग अपनी अंदरूनी बाजुओं पर (कोहनी से कांख तक के भाग पर) स्थित करें।

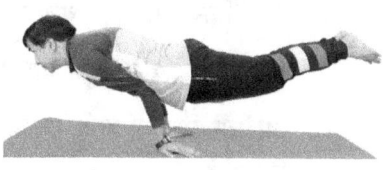

vii. अब दोनों पैरों को जमीन के सामानांतर ऊपर उठायें। ध्यान रहे, पूरा शरीर जमीन के सामानांतर बना रहे। 15,20,30,40,50 सेकंड्स या यथा शक्ति रुकें। श्वास क्रिया सामान्य कर सकते हैं।

viii. श्वास भरते हुए वापस आएं और वज्रासन में बैठ जाएँ।

B. अधिक प्रभावशाली लोगों के लिए-जो युवा ऊर्जावान अधिक निपुण हैं।

i. स्थिति नंबर (vi) में सिर या माथे को जमीन से लगाते हुए दोनों पैरों को एक साथ पर्वताकार की स्थिति में ले जाएँ। 60 से 90 अंश के कोण पर जमीन से सिर को एक से डेढ़ इंच ऊपर उठा लेते हैं। इस प्रकार शरीर का पूरा वजन हथेलियों पर आ जाता है। 15,20,30 सेकंड्स तक इसी स्थिति में बने रहें, श्वास क्रिया सामान्य रखें। धीरे-धीरे श्वास भरते हुए वापस आएं। वज्रासन में बैठ जाएँ, श्वास क्रिया सामान्य।

लाभ-

- मयूर आसन में यकृत, गुर्दा, अग्न्याशय, अमाशय को अनंत लाभ मिलते हैं।
- इस आसन का प्रभाव अग्न्याशय (पैंक्रियास अर्थात पाचक ग्रंथि पर पड़ता है तो इन्सुलिन का निर्माण प्रभावी ढंग से होता है जो ब्लड शुगर को ऊर्जा में परिवर्तित कर देता है जिससे मधुमेह का समाधान हो जाता है।
- जठराग्नि, जो पेट और आँतों के बीच में होती है और नाभि के आस-पास रहती है और जिसको पेट की माता कहा गया है, तीव्र हो जाती है। फलस्वरूप भोजन तेजी से पचता है।
- प्लीहा, छाती, फेफड़े तथा पसलियों के लिए भी उपयोगी आसन है।

- पाचन प्रणाली मजबूत होती है जिससे कब्ज,गैस, अपच, संग्रहणी की समस्या का समाधान होने लगता है।
- शरीर में रक्त का संचार नियमित करता है, रोग प्रतिरोधक क्षमता तीव्र हो जाती है। प्रजनन क्षमता का विकास होता है।
- श्वसन तंत्र एवं नाड़ी तंत्र पर इसका अनुकूल प्रभाव पड़ता है।
- चेहरे पर चमक तथा तन और मन मस्त हो जाता है। प्राण उड़ान भरने लगता है, सारे रोग दूर होने लगते हैं।

सावधानियाँ-

– हमेशा खाली पेट, ब्रह्म मुहूर्त में या खाना खाने के 5 से 6 घंटे के बाद ही करना चाहिए।

– माताएं, बहनें, बेटियां जो गर्भवती हैं या जो मासिक चक्र की स्थिति से गुजर रही हैं उनको यह आसन बिल्कुल नहीं करना है।

किसी प्रकार की शल्य क्रिया,पेट की गंभीर समस्या या हर्निया के रोगी इस आसन को न करें।

– उच्च रक्त चाप, हृदय रोगी, अस्थमा, टी बी अर्थात तपेदिक से पीड़ित लोग इस आसन को न करें।

– नए साधक किसी योग गुरु की देख-रेख में ही करें।

9. **तितली आसन, बद्धकोणासन, भद्रासन**-तीनो लगभग एक ही जैसे हैं। तितली पंख चलाती रहती है परन्तु कभी कभी शांत होकर भी बैठ जाती है। बाकी दोनों में शांत होकर बैठ जाते हैं। अगर पंख हिलानेवाली स्थिति को छोड़ दें तो सारे ही एक जैसे हैं। उदर एवं श्रोणि क्षेत्र अर्थात पेडू की मांसपेशियाँ चूँकि जांघों को गति देने में सहायक होती हैं। इनमें लचीलापन एवं मजबूती आती है। तितली आसन, बद्धकोणासन, भद्रासन तीनों ही लगभग एक ही श्रेणी के अलग-अलग रूप या नाम से जाना जाने वाला आसन है।

A. तितली, भद्रासन या बद्ध कोण आसन-

विधि-

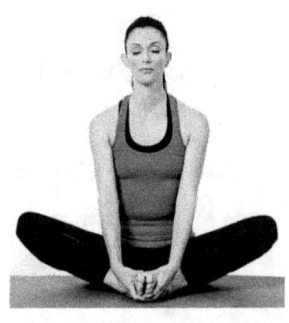

i. चटाई या दरी पर दण्डासन में बैठ जाएँ।

ii. श्वास अंदर भरते हुए पहले बायां पैर मोड़ें और ऐड़ी को जननांगों के समीप ले जाएँ। इसी प्रकार दायाँ पैर भी मोड़ें और जननांगों तक ले जाएँ और आमने-सामने से दोनों पैर के तलवे एक दूसरे से सटे हुए और घुटने जमीन से लगे हुए हों।

iii. दोनों हथेलियों से पैर के पंजों को मिलाकर पकड़ें। कोहनी बिल्कुल सीधी, 2,3,5,10 मिनट तक बैठ जाएँ। यह तो हुआ भद्रासन या बद्ध कोण आसन।

iv. अब दोनों घुटनों को तितली के पंख की तरह ऊपर-नीचे हिलाना, फड़फड़ाना शुरू करें। फिर गति तेज करते जाएँ जितना कर सकते हैं। श्वास क्रिया सामान्य।

v. अब लम्बी गहरी श्वास भरकर रुक जाएँ 10,15,20 सेकंड्स तक। इसके बाद श्वास छोड़ते हुए आगे की तरफ झुकें इतना की माथा जमीन से लग जाये। इस क्रिया में पंजों को पकड़ कर रखें। ऐसा बद्ध कोण आसन में कर सकते हैं 30,60 सेकंड्स तक रुक भी सकते हैं। ये रूपांतरण हैं जिनसे अधिक लाभ हो जाता है।

vi. श्वास भरते हुए वापस आएं पैरों को फैलते हुए श्वास क्रिया सामान्य करें।

vii. इस आसन को 5 से 10 मिनट तक भी कर सकते है।

B. सुप्त बद्धकोण, सुप्त तितली आसन-

i. पीठ के बल दोनों पैरों पैरों को लम्बा करते हुए शवासन में लेट जाएँ। दो बार लम्बी गहरी श्वास लें और छोड़ें।

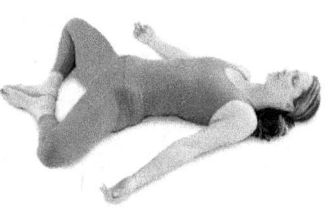

ii. दोनों पैरों को घुटने से मोड़ते श्रोणि या ऊसन्धि से सटा दें। पैरों के तलवे आमने-सामने से एक दूसरे से सटे हुए, जांघों का पार्श्व भाग जमीन से लगा हुआ।

लाभ-

- प्रजनन एवं निष्कासन अंगों के लिए रामवाण है। प्रसव के समय होने वाली परेशानी कम होती है। बांझपन में अधिक लाभ होता है।
- इसका प्रभाव पौरुष ग्रंथि, जंघामूल, मूत्राशय, एवं गुर्दे पर अधिक पड़ता है। पेट में व्याप्त समस्त आतंरिक अंग सक्रिय हो जाते हैं।
- ह्दय को अधिक क्रियाशील बना देता है रक्त का संचार तीव्र हो जाता है।
- कमर का निचला भाग पूरी तरह से खुल जाता है जिससे साइटिका जैसी परेशानी से निजात मिलता है।
- मासिक धर्म एवं रजोनिवृत्ति में यह आसन प्रभावशाली है।
- चिंता, तनाव, अवसाद दूर करता है, दिमाग शांत रहता है।
- अपच, साइटिका, वेरिकोज वेन्स, हर्निया की समस्या दूर होने लगती है। रक्तचाप को नियंत्रित करता है।

सावधानियाँ-

– यदि कमर (लोअर बैक) में समस्या है तो कमर के नीचे तकिया या कम्बल और दरी मोड़कर रख लें जिससे कमर थोड़ी ऊपर उठी रहे।

– मेरुदंड, कन्धा, गर्दन में दर्द या स्लिप डिस्क की समस्या है तो यह आसन न करें।

– घुटने में तीव्र दर्द है अथवा आर्थराइटिस है तो किसी Prop जैसे तकिया, ब्लॉक्स की मदद से करें।

– कोई गंभीर बीमारी है तो चिकित्सक के परामर्श के बाद किसी उच्चकोटि के योग गुरु की छत्रछाया में ही करें।

लेटकर किये जाने वाले आसन

पेट के बल लेटकर-

1. **शिथिल आसन-बायीं तरफ**-निम्न रक्त चाप के लिए उपयोगी होता है।

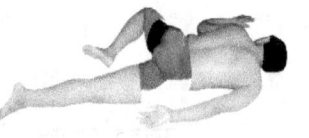

   i. पेट के बल दरी पर बायीं करवट लेट जाएँ बायां हाथ सीधा हथेली का रुख आसमान की तरफ, बायां पैर भी सीधा लेकिन ढीला, घुटना सीधा पंजों का रुख जमीन की तरफ।

   चेहरे का रुख दायी तरफ अर्थात बायां कान जमीन से लगा हुआ। दायाँ हाथ 90 अंश के कोण पर मुड़ा हुआ कोहनी कंधे के सामानांतर, हथेली सिर के सामानांतर। हथेली का रुख जमीन की ओर। ध्यान रहे, हथेली सिर से आगे न जाये।

   दायाँ पैर इस प्रकार मुड़ा हुआ की दाएं पैर की ऐंड़ी बाएं पैर के घुटने को स्पर्श करें। और दाएं पैर का घुटना दाएं हाथ की कोहनी सामानांतर हो ऐसी स्थिति बनायें। आँखें कोमलता से बंद, शरीर पूरी तरह से ढीला, शिथिल।

दायीं तरफ-उच्च रक्त चाप के लिए उपयोगी होता है।

ii. उपरोक्त (i) की क्रिया अब दूसरी ओर से अर्थात पेट के बल दायीं करवट लेट जाएं। दायाँ हाथ और पैर सीधा हथेली का रुख आसमान की तरफ, पैर का रुख जमीन की तरफ। बाकी क्रिया वैसे ही होगी।

iii. समय जितना हो उतनी देर तक रुकें फिर भी आसनों के बीच में रिलैक्स होने के लिए एक से डेढ़ मिनट तक शिथिल आसन करना चाहिए।

लाभ-

- रक्त संचार सुचारु रूप से होता है।
- रक्तचाप संतुलित रहता है।
- थकान, चिंता, तनाव से छुटकारा मिल जाता है, नींद अच्छी आती है।

2. भुजंगासन-इसका प्रभाव इतना है कि यह कम से कम 7 चक्रों में से 4 चक्रों को क्रियाशील बनाता है।

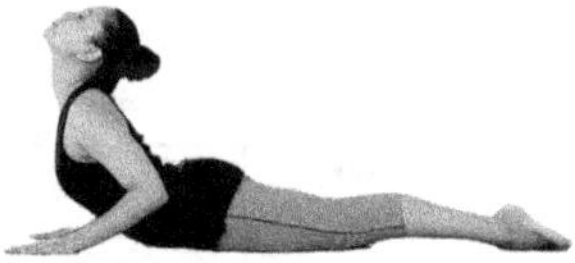

भुजंग आसन के प्रकार-इसमें हम साधकों की समस्या के हिसाब से एवं सुविधा की दृष्टि से निम्न तरह से कर सकते हैं।

A. वक्र-हस्त भुजंगासन-इसमें हाथ की आकृति वक्राकार दिखती है।

i. सबसे पहले अपने दोनों पैरों को सीधा करते हुए पेट के बल लेट जाएँ। पीछे दोनों पैर सटे हों। दोनों हथेलियां कन्धों के सामानांतर दाएं-बाएं स्थित कोहनी से हथेली तक का भाग शरीर से सटा होना चाहिए।

ii. लम्बी गहरी श्वास भरते हुए नाभि से ऊपर का धड़ का भाग ऊपर से ऊपर उठाएँ। ध्यान रहे नाभि जमीन से लगी

होनी चाहिए, कम से कम 15 से 20 सेकंड्स तक अवश्य रुकें। लेकिन अगर क्षमता है तो अधिक देर तक रुक सकते हैं। 1 से 2 मिनट तक।

iii. श्वास बाहर करते हुए धड़ को वापस लाएं और हथेलियों को कंधे के सामानांतर तथा माथे को जमीन से लगा दें।

B. **पूर्ण भुजंगासन**-इसमें कमर पर खिंचाव अधिक आता है। इस आसन को वही साधक करें जिनके शरीर की लचक अधिक है।

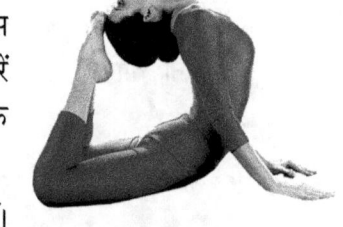

i. मकर आसन में लेट जाएँ।
श्वास क्रिया सामान्य। दोनों हथेलियों को अपनी छाती के दोनों तरफ रखें।

ii. पैर पूरी तरह सीधे एवं सटे होने चाहिए।

iii. श्वास भरते हुए धीरे-धीरे पहले गर्दन फिर छाती को उठाते हुए कमर के ऊपर पूरे धड़ को उठायें, नाभि आसन से लगी होनी चाहिए। चेहरे का रुख आसमान की ओर। सिर पीछे से पीछे और सीना आगे से आगे।

iv. अब पीछे से घुटने को मोड़ते हुए दोनों पैरों को एक साथ उठायें और दोनों पैर के तलवे को सिर से लगा दें, श्वास क्रिया सामान्य 15, 20 सेकंड्स तक रुकें।

v. श्वास छोड़ते हुए वापस आएं और मकरासन में लेट जाएं।

लाभ-

- चयापचय के लिए राम वाण आसन है।
- मेरुदंड मजबूत बनता है।

- पाचन, यौनशक्ति एवं उत्सर्जन सम्बन्धी समस्या का समाधान होता है।
- फेफड़ों और ह्रदय की नसों के अवरोध को खोलने का काम करता है जिससे अस्थमा और ह्रदय सम्बन्धी समस्या समाप्त होने लगती है।
- थॉयराइड रोग के निदान में प्रभावशाली है।
- यह आसन सात चक्रो में से चार चक्रों को खोलता है। विशुद्धि चक्र, अनाहत चक्र, मणिपुर चक्र,तथा स्वाधिष्ठान चक्र जिससे कुण्डलिनी जागरण आसान हो जाता है।
- अगर इस आसन के अभ्यास के दौरान आँखों को खुला रखा जाये तो आँखों की नसें मजबूत होती हैं और नेत्र ज्योति को बढ़ाने में मदद मिलती है।
- वजन कम करने में भी मदद करता है।
- श्वसन व नाड़ी तंत्र मजबूत होता है।
- थकान, तनाव, चिंता से मुक्ति मिलती है।

सावधानियाँ-

– जिनकी कमर में समस्या है वो पीछे से दोनों पैरों को खोलकर अभ्यास कर सकते हैं।

– गर्भावस्था एवं माहवारी में यह आसन न करें।

– हर्निया या पेट से सम्बंधित गंभीर समस्या है तो यह आसन न करें।

– हाथ एवं बाजू में दर्द है तो में दर्द अधिक है तो न करें जैसे सुन्नपन, झुनझुनी होना।

– जिनके कमर में दर्द हो, वे पीछे दोनों पैर कन्धों के बराबर खोल कर रखें।

3. **मकरासन**-जिस प्रकार से मगरमच्छ स्वछंद, शांत होकर लेटा रहता है यही मुद्रा या स्थिति मकरासन कहलाती है।

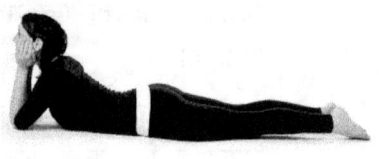

विशेष-मकरासन में विश्राम पेट के बल किये जाने वाले प्रत्येक आसन के बाद यदि जरुरत महसूस हो तो 30, 40 सेकंड तक मकरासन में विश्राम कर सकते हैं।

विधि-

i. योग मैट विछाकर उस पर पेट के बल लेट जाएँ।

ii. दोनों कोहनियों का सहायक स्तम्भ बनायें। कोहनी ठुड्ढी से दो ढाई इंच की दूरी पर। इससे गर्दन, रीढ़, थॉयराइड पर प्रभाव अधिक आएगा। कोहनी से कलाई तक का भाग मिला हुआ।

iii. धड़ वाले भाग को उठायें और दोनों हथेलियों को खोलते हुए ठुड्ढी को हथेलियों पर टिका दें। यदि दबाव अधिक लग रहा है तो कोहनियों में थोड़ा अंतर करके भी कर सकते हैं, पर धीरे-धीरे कोहनी से कलाई तक का भाग सटाने की कोशिश करते रहें।

iv. इसी प्रकार पैरों को पीछे मिलाकर रखतें हैं जिससे पीछे कमर पर प्रभाव अधिक पड़े क्योंकि खिंचाव ज्यादा होगा।

v. अब दोनों पैरों को बारी-बारी से उठायें, एड़ियां नितम्भ को स्पर्श करे ऐसा प्रयास करें। यदि कमर और रीढ़ में कोई समस्या नहीं है तो दोनों पैरों से एक साथ कर सकते हैं।

vi. दोनों पैरों से बारी-बारी से कम से कम 8 बार करें। दोनों पैरों से एक साथ करें तो 16 बार, या फिर क्षमतानुसार।

लाभ-

- स्लिप डिस्क (जिसमे रीढ़ के खंड अपनी जगह से खिसक जाते हैं) लाभ मिलता है।
- घुटना, कमर दर्द, पीठ दर्द, सर्वाइकल, वात विकार, साइटिका, वेरोकोज वेन्स, पैरों की नसों की समस्या समाप्त होने लगती है।
- उच्च रक्त चाप, अस्थमा, मोटापा में 40, 50 बार करने पर मोटापा को कम करता है। शरीर में रक्त का संचार तीव्र हो जाता है जिससे रोमछिद्र खुल जाते हैं।
- सिरदर्द, तनाव, अनिद्रा, अवसाद आदि में लाभप्रद होता है।

4. धनुराषन-इस स्थिति में आने के बाद शरीर धनुष जैसा दिखता है इसलिए इसको धनुष आसन कहा गया है।

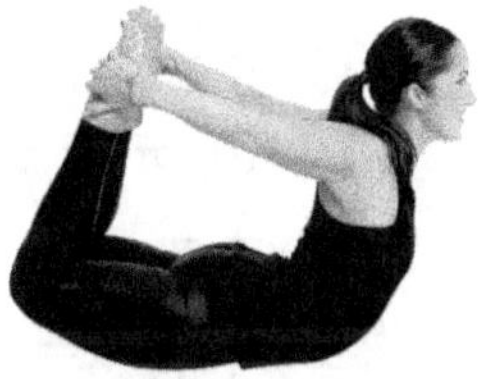

विधि-

i. योग मैट पर पेट के बल लेट जाएँ।
कंधो के सामानांतर फासला रखते हुए दोनों पैरों को फैलायें। माथा आसन पर दोनों हथेलियां सिर के दाएं और बाएं हथेलियों का रुख जमीन की ओर।

ii. दोनों पैरों को घुटने से मोड़ें साथ ही साथ दोनों हाथ पीछे ले जाएँ, सुविधानुसार पैर या टखनों को पकड़ लें।

iii. अब धीरे-धीरे श्वास भरते हुए आगे से धड़ और पीछे से टखना या पंजा पकड़ कर पैरों को आगे की तरफ लेकर आना है और धड़ अर्थात नाभि से ऊपर के भाग को पीछे की तरफ ले जाना है। और 15, 20, 30 सेकंड्स तक रुकें।

लाभ-

- पीठ, पेट, जांघों, रीढ़, बाँहों और पैरों को मजबूती प्रदान करता है।
- उदर रोग, हृदय रोग, कमर दर्द, मधुमेह, गुर्दों, सर्वाइकल स्पोंडिलाइटिस, स्त्रियों का मासिक धर्म की समस्या का समाधान मिलता है।
- श्वसन तंत्र पर अनुकूल प्रभाव पड़ता है जिससे अस्थमा, ब्रोंकाइटिस आदि से छुटकारा मिलता है।
- स्तनों का भी विकास होता है। स्तन कैंसर की सम्भावना कम हो जाती है।

सावधानियाँ-

– हर्निया, अल्सर, पेट का ऑपरेशन, तीव्र सिरदर्द. माइग्रेन, आँख की गंभीर बीमारी, रीढ़ की हड्डी में चोट, कमर में तीव्र दर्द है तो यह आसन न करें।

– गंभीर उच्च रक्त चाप, गर्भावस्था या माहवारी के समय भी यह आसन न करें।

5. **अधोमुख अर्ध आवर्ती सर्पासन या अधोमुख अर्ध लोट-पोट सर्पासन**-यह एक तरह से नयी आसन की मुद्रा है इसको सुबह-सुबह 2 से 4 गिलास पानी पीकर करें तो अधिक लाभ होता है। पेट के बल दाएं-बाएं सी-सॉ (ढेकुली का खेल) करते हैं।

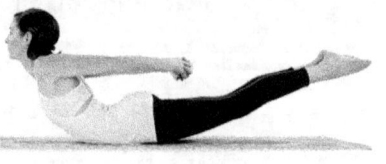

विधि-

i. योग मैट या दरी पर पेट के बल ले जाएँ। पीछे से दोनों पैरों के ऐंड़ी पंजों को मिलाएं, फिर दोनों हाथों को कमर पर ले जाएँ उंगलियों को आपस में फंसा लें, अर्थात इंटरलॉक करें।

आसन या योगासन

ii. श्वास भरते हुए आगे से धड़ पीछे पैर दोनों एक साथ ऊपर से ऊपर उठायें।

iii. अब पेट के बल दाएं-बाएं लुढ़कें जब तक श्वास रोक सकते हैं।

iv. यदि कोई नया साधक है या वह ज्यादा देर तक श्वास रोक नहीं सकता है तो वह सिर्फ इतना करे कि जब बीच में जाये तो श्वास भरें और जब बगल में जाये तो श्वास खाली कर दें। 3 से 4 मिनट तक अवश्य करें, लेकिन क्षमता का ध्यान रखते हुए।

v. फिर बायीं ओर या बायीं करवट सिथिल आसन में विश्राम करें।

लाभ-

- पाचन प्रणाली चुस्त-दुरुस्त होती है। कब्ज, वायु, गैस, एसिडिटी आदि कि समस्या समाप्त होने लगती है।
- पेट कि नसें मजबूत, आँतों की मसाज के साथ, पेट कि चर्बी कम हो जाती है और इससे वजन एवं मोटापा भी कम होता है।
- वक्ष में खिंचाव होता है जिससे अस्थमा, श्वसन तंत्र एवं हृदय सम्बन्धी समस्या का निदान होने लगता है।
- वक्ष सुन्दर और सुडौल हो जाते हैं।
- कमर, साइटिका की समस्या भी हल हो जाता है।

सावधानियाँ-

- माताएं, बहनें विशेष दिनों में एवं गर्भावस्था में यह आसन न करें।
- पेट से सम्बंधित कोई गंभीर समस्या है तो न करें।
- यदि किसी प्रकार की शल्य चिकित्सा से गुजरे हैं तो यह आसन न करें।

6. **शलभासन**-इस आसन को कई प्रकार से किया जा सकता है।

भाग-1

i. पेट के बल लेट जाएँ।

ii. दोनों हथेलियों को दोनों जांघों के नीचे हथेलियों का रुख आसमान की तरफ। कोहनियों को पेट के नीचे अंदर से अंदर ले जायेंगे।

iii. श्वास भरते हुए दायां पैर तना हुआ सीधा आसमान की ओर ले जाएँ, 10 से 15 सेकंड्स तक रुकें। श्वास छोड़ते हुए नीचे लाएं। फिर श्वास भरते हुए बायां पैर ऊपर ले जाएँ 10 से 15 सेकंड्स तक रुकें। श्वास खाली करते हुए वापस आएं। एक चक्र पूरा हुआ। इसी क्रिया को जल्दी-जल्दी बगैर रुके दोनों पैरों पैरों को बारीबारी से 7 से 10 बार ऊपर-नीचे करें।

iv. उपरोक्त क्रिया को दोनों पैरों से एक साथ कर सकते हैं जिनकी कमर में कोई समस्या नहीं है।

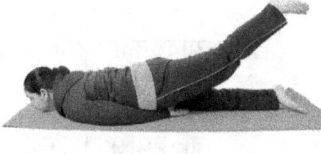

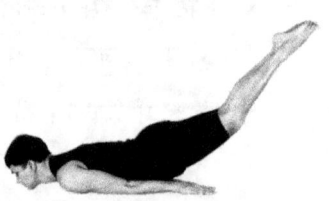

भाग-2

i. पेट के बल लेट जाएँ दोनों हाथ कमर पर ले जाएँ। हाथों कि उंगलियों को आपस में फंसा लें (Interlock)। दायें हाथ से बाएं हाथ की कलाई भी पकड़ सकते हैं, दोनों पैर पीछे जमीन से सटे हुए और तने हुए।

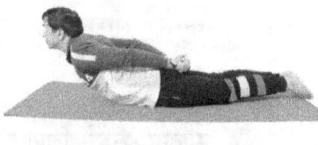

ii. श्वास भरते हुए आगे धड़ उठायें, चेहरा आसमान की तरफ करें क्षमतानुसार। पीछे फंसी हुई हथेली कमर के ऊपर रखेंगे लेकिन बेहतर होगा कमर को छूएं नहीं, पीछे से पीछे नितम्भ के पार ले जाएँ। 15 से 20 सेकंड्स तक रुकें। पूरा वजन नाभि पर होगा।

iii. श्वास खाली करते हुए वापस आएं और मकरासन में विश्राम।

भाग-3

i. सब कुछ पहले जैसा रहेगा। इसमें श्वास भरते हुए आगे से धड़ और पीछे से दोनों पैर एक साथ उठाते हैं। फंसी हुई हथेलियों को कमर के ऊपर से ऊपर किन्तु नितम्भ के पार ले जायेंगे। 15 से 20 सेकंड्स तक रुकें।

ii. श्वास छोड़ते हुए वापस आएं। मकरासन में विश्राम, श्वास क्रिया सामान्य।

शलभासन और इसके सभी रूपांतरण के लाभ एक साथ-

- विशेषकर मणिपुर चक्र प्रभावशाली होता है। नाभि को संतुलित करता है।
- रीढ़, कमर दर्द, साइटिका, अस्थमा के लिए उपयुक्त आसन है।
- अग्न्याशय (pancreas) को नियंत्रित करता है। इंसुलिन का पूरी क्षमता से निर्माण होता है जिससे मधुमेह रोगियों को लाभ पहुँचता है।
- पेट के रोग जैसे गैस, बदहजमी संग्रहणी आदि रोग दूर होने लगते हैं।
- गर्दन, कन्धों की नसों एवं मांसपेशियों में खिंचाव से लाभ होता है। वात, पित्त, कफ संतुलित होता है।

- मासिक धर्म की समस्या दूर हो जाती है।
- नाड़ी तंत्र को मजबूत बनाता है। शरीर में रक्त का संचार तीव्र होता है।

सावधानियाँ-

i. गर्भवती महिला या किसी शल्य चिकित्सा की स्थिति में न करें।

ii. कमर, रीढ़ में तीव्र दर्द हृदय रोग से हर्निया, उच्च रक्तचाप है तो इस आसन को न करें।

पीठ के बल किये जाने वाले आसन-

1. **हलासन**-यह एक ऐसा आसन है जिसको करते समय शरीर की स्थिति खेती के काम में आने वाले हल के समान होता है इसलिए इसको हलासन कहा जाता है। इस आसन को करने से शरीर के समस्त अंग ऊर्जा के साथ साथ उसमें सुषुप्त अवस्था में पड़ी शक्तियाँ जिसका हमें पता नहीं होता और उनका उपयोग नहीं हो पाता है जागृत हो जाती हैं और उनका भरपूर लाभ मिलता है।

इस आसन को दो प्रकार से कर सकते हैं।

विधि-

A. अर्ध हलासन-

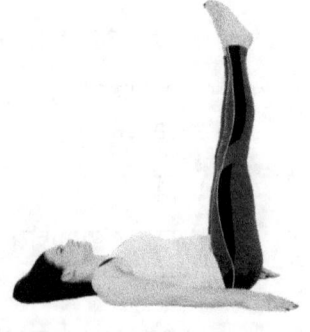

i. योग मैट पर पीठ के बल लेट जाएँ। दोनों पैर सीधे जमीन से लगे हुए, दोनों हाथ बगल में शरीर से लगे हुए हथेलियों का रुख जमीन की तरफ।

ii. श्वास भरते हुए दोनों पैरों को बिना हाथ के सहारे जमीन से ऊपर पहले 30 अंश के कोण पर (रुकें 5 से

10 सेकंड्स), 60 अंश के कोण पर (रुकें 5 से 10 सेकंड्स), 90 अंश के कोण पर (रुकें कम से कम 3 मिनट तक, लेकिन क्षमता का ध्यान रखते हुए। नए साधक 15,20,30,60 सेकंड्स तक भी रुक सकते हैं अब 90 अंश के कोण पर जाने के बाद पैर सीधा रहेगा, श्वास क्रिया सामान्य कर सकते हैं। वैसे तो जो लोग श्वास रोक सकते हैं वह रोककर ही करें।

iii. श्वास खाली करते हुए पहले 90 अंश के कोण से 60 अंश के कोण पर, फिर 60 अंश के कोण से 30 अंश के कोण पर फिर पैर को आराम से जमीन पर रख देंगें। इस तरह से एक चक्र पूरा हुआ। यही क्रिया 4 से 5 बार कर सकते हैं।

iv. जिनकी कमर में समस्या है वे दोनों पैर बारी-बारी से कर सकते हैं।

B. **पूर्ण हलासन**-इसमें सब कुछ पहले जैसा रहेगा, सांस भीतर की ओर खींचते हुए पैरों को ऊपर की तरफ उठाएं। सीधी टांगों को उठाते हुए 30 अंश, 60 अंश, 90 अंश के कोण से ले जाते हुए सिर की तरफ झुकाएं और पैरों को सिर के पीछे ले जाएं और 170 अंश के कोण पैरों को टिका दें। अर्थात पैरों के अंगूठे से जमीन को छुएं। हाथों को कमर से हटाकर जमीन पर सीधा रखें। श्वास सामान्य कर सकतें हैं, अब श्वास भरते हुए पैरों को उठायें और श्वास छोड़ते हुए जमीन पर टिका दें।

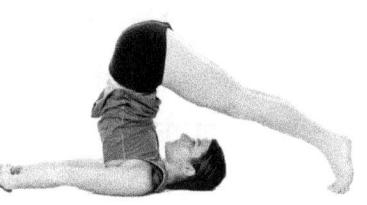

लाभ-

- पाचन प्रणाली मजबूत हो जाती है।
- आँतों को बल मिलता है कब्ज दूर हो जाता है।
- नाभि डिग गयी, टल हो गयी है 3, 4 मिनट में अपनी जगह पर बैठ जाती है। रीढ़ में लचीलापन व मजबूती आती है।
- पैरों में झुनझुनी हो जाती है या पैर में सूजन आ जाता है तो इस आसन के बाद क्रियाशील हो जाते हैं।
- रक्त का बहाव सिर की तरफ होने लगता है जिससे बाल लम्बे, घने एवं काले होने लगते हैं।

सावधानियाँ-

– कम में तीव्र दर्द है तो दोनों पैरों से एक साथ न करें, बल्कि बारी-बारी से एक-एक पैर से करें।

– साइटिका, पेट में गंभीर समस्या है तो न करें।

– गर्भवती महिला यह आसन न करें क्योंकि पेडू एवं श्रोणि प्रदेश पर अधिक बल पड़ता है।

– सुबह-सुबह खाली पेट या खाना खाने के 4 से 5 घंटे बाद करें।

2. उत्तानपादासन-

विधि-

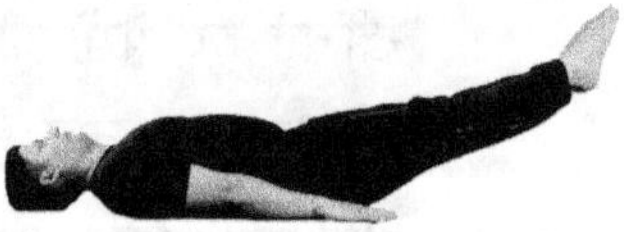

i. योगमैट पर पीठ के बल लेट जाएँ। पैर सटे तथा फैले हुए, दोनों हाथ कमर के पास सटे हुए, हथेलियों का रुख जमीन की तरफ।

ii. श्वास भरते हुए दोनों पैर सीधे तने हुए 30 अंश के कोण लगभग 1 फुट ऊपर ले जाएँ। रुकें 15-20 सेकंड्स, श्वास क्रिया सामान्य। फिर लम्बी श्वास छोड़ते हुए दोनों पैर जमीन पर लेकर आएं और आहिस्ता से जमीन पर टिका दें। एक चक्र पूरा हुआ। यही क्रिया 4 से 5 बार अवश्य करें।

iii. जिनकी कमर में तीव्र समस्या है तो उपरोक्त क्रिया दोनों पैरों से एक साथ न करके बारी-बारी से दोनों पैरों पैरों से करें।

लाभ-

- नाभि संतुलन-जब नाभि अपनी जगह से खिसक जाती है तो इस आसन को करने से पुन- अपनी जगह पर बैठ जाती है।
- पाचन क्रिया तीव्र हो जाती है कब्ज, गैस वात समस्या का समन होने लगता है। उदर संबंधी अन्य विकार भी समाप्त होने लगते हैं।
- पेट की चर्बी कम होने लगती है कमर, पेट की मांसपेशियाँ, नसें मजबूत होती हैं।
- जठराग्नि प्रदीप्त होने के साथ प्राण वायु तीव्र होती है।
- पैरों में कंपन, थकान, झुनझुनाहट एवं घुटनों के लिए लाभकारी आसन हैं।

सावधानियाँ-

- जिनकी कमर में तीव्र दर्द हो वे यह आसन दोनों पैरों से एक साथ न करके बारी-बारी से पहले दाएं पैर से फिर बाएं पैर से करेंगे।
- पेट की सर्जरी, गर्भावस्था, मासिक चक्र तथा साइटिका के रोगी इस आसन को न करें।

3. **कंधरासन या सेतुबंधासन**-प्रभाव-वक्ष स्थल, गर्दन, रीढ़ पर। यह मन और शरीर को जोड़ने वाला आसन है।

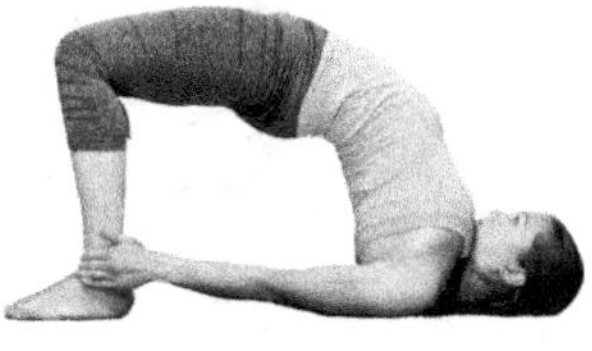

विधि-

i. कोमल दरी पर पीठ के बल लेट जाएं। श्वास क्रिया सामान्य, दोनों हाथ शरीर के पास हथेलियों का रुख आसन की ओर।

ii. दोनों पैरों को घुटनों से मोड़ते हुए नितम्भ के पास तक लेकर आएं एड़ियां नितम्भ बिल्कुल पास हों ऐसा प्रयास।

iii. दोनों हाथ से दोनों पैरों को टखने के थोड़ा ऊपर पकड़ें।

iv. श्वास भरते हुए सिर से कंधे तक का भाग जमीन पर टिकाते हुए दोनों पैर के तलवे को जमीन पर चिपकाते हुए पेट, कमर, छाती एवं जंघाएँ ज्यादा से ज्यादा ऊपर आसमान की तरफ ले जाएँ। ऊपर उठाने के बाद श्वास को 20 से 30 सेकंड्स तक रोककर रखें। जिनको श्वास रोकने में दिक्कत हो, वे सामान्य श्वास क्रिया के साथ भी कर सकते हैं।

v. श्वास बाहर करते हुए धीरे-धीरे जमीन पर लेकर आएं। एक चक्र पूरा हुआ। इसी प्रकार से यह क्रिया 7 से 10 बार भी कर सकते हैं।

लाभ-

- कमर दर्द, मेरुदंड में लचक एवं मजबूती के साथ साथ अनिद्रा, सिर दर्द, तनाव में भी लाभ होता है।
- गर्दन, रीढ़, सीने में खिंचाव से मजबूती आती है।

  मासिक धर्म, आँतों की सफाई तथा स्वेत प्रदर में भी लाभकारी होता है।
- पूरे शरीर में रक्त का संचार तीव्र गति से होता है और रक्त संचार को ठीक रखने के लिए रक्त चाप, रक्त सर्करा, रक्त में कोलेस्ट्रॉल, ह्रदय गति दर आदि का ठीक होना आवश्यक है।
- थॉयराइड की समस्या का समाधान होता है क्योंकि इस आसन को करने से फेफड़े खुल जाते हैं जिससे थॉयराइड का समन होता है।
- मूलाधार से लेकर विशुद्धि चक्र तक जो भी ऊर्जा के केंद्र हैं उन पर अधिक प्रभाव पड़ता है।

आसन या योगासन

सावधानियाँ-

- सुबह-सुबह खाली पेट करें या खाना खाने के चार से पांच घंटे के बाद कर सकते हैं।
- गर्भवती महिला या जो महिला मासिक चक्र की स्थिति से गुजर रही हैं वे इस आसन को न करें।
- शुरू-शुरू में किसी योग गुरु की देख-रेख में ही करें।

4. **पवनमुक्त आसन**-इसको दो तरह से कर सकते हैं।

A. द्विपाद पवनमुक्तासन या अधिक प्रभावशाली पवनमुक्तासन जो लोग क्षमतावान और युवा हैं, वे दोनों पैर से एक साथ कर सकते हैं।

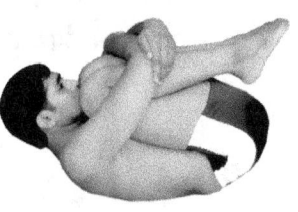

विधि-

i. योग मैट पर पीठ के बल लेट जाएँ। दोनों हाथ शरीर के पास कमर तक फैले हुए, हथेलियों का रुख आसन की तरफ तथा दोनों पैर सीधे तने हुए।

ii. दोनो पैरों को घुटने से मोड़ते हुए पेट से लगा दें। अब दोनों हाथों को दायें एवं बाएं से घुटनों पैर ले जाएँ और हथेलियों को आपस में फंसा लें। अधिक प्रभावी बनाने के लिए बाएं हाथ की कलाई को दाएं हाथ से पकड़ लें।

iii. श्वास भरें जोर लगाते हुए घुटने एवं जांघ के सहारे पेट पर इतना दबाव बनायें कि चेहरा लाल पड़ जाये। 15 से 20 सेकंड्स तक रुकें। जब श्वास खाली करने की इच्छा हो तो श्वास खाली करें और धड़ को उठाते हुए नासिका या माथा दोनों को घुटनों से लगाने की कोशिश करें। सामान्य श्वास के साथ इस स्थिति में बने रहें। 15 से 20 सेकंड तक रुकें।

iv. धीरे-धीरे माथा या नासिका को घुटनों से हटायें और श्वास भरते हुए नीचे आएं। शवासन में विश्राम। इस क्रिया को 4 से 5 बार कर सकते हैं।

5. **वैकल्पिक या एक पाद पवनमुक्त आसन**-यह सामान्य एवं नए साधकों के लिए है।

विधि-

i. योग मैट पर लेट जाएँ पैर सीधे हाथ बगल में कमर के पास हथेलियों का रुख आसन की ओर।

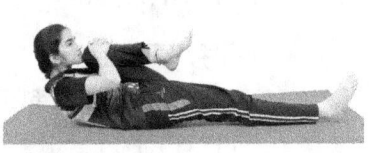

ii. दायां पैर घुटने से मोड़ें और घुटने से जांघ तक के भाग को पेट और छाती से सटा दें। फिर दोनों हथेलियों को घुटने के ऊपर ले जाएँ और हाथ की उँगलियों को आपस में फंसा दें। अब श्वास भरें और दाएं घुटने से पेट को इतना दबाएं की चेहरा लाल पड़ जाए। 15 से 20 सेकंड तक इसी स्थिति में बने रहें फिर श्वास खाली करते हुए धड़ को उठायें और नासिका या माथा घुटने से लगाएं, श्वास सामान्य करें।

iii. माथा या नासिका घुटने से हटाएँ। श्वास भरते हुए आराम से धड़ को वापस लाएं और लेट जाएँ, श्वास छोड़ दें। सामान्य श्वास के साथ विश्राम।

iv. उपरोक्त क्रिया अब बाएं पैर से भी करें।

v. इस प्रकार से बारी-बारी से दोनों पैरों से लगातार 10 से 12 बार कर सकते हैं।

लाभ-

- गैस, अपच, वायु सम्बन्धी विकार नष्ट होते हैं और पाचन तंत्र मजबूत होता है।
- गर्भाशय की समस्या से पीड़ित महिलाएं स्वस्थ होने लगती है तथा प्रजनन क्षमता बेहतर होती है।
- थॉयराइड, पियूष ग्रंथितथा अन्य अंत- स्रावी ग्रंथियों के लिए प्रभावशाली आसन है।
- कमर दर्द, साइटिका, स्लिप डिस्क आदि की समस्या से निजात मिलता है।
- यह आसन से पेट की चर्बी कम होने लगती है।
- आंतें मजबूत होती हैं एवं जिगर सही ढंग से काम करता है।
- अम्ल, पित्त सम्बन्धी विकारों का हरण करता है।
- मेरुदंड लचीला एवं मजबूत बनता है।
- खिंचाव, तनाव से रक्त का संचार धड़ की तरफ होता है जिससे हृदय में रक्त का संचार सुचारु रूप से होता है।

सावधानियाँ-

– जिनके घुटनों में तीव्र दर्द हो वे घुटनों पर दबाव न देकर घुटने के पृष्ठ भाग पर हथेलियों को रखकर दबाएं या फिर कोई नरम गोल तकिया घुटने के पृष्ट भाग पर रखकर दबाएंगे।

– खाली पेट या खाना खाने के 5 से 6 घंटे बाद करें।

– जिनकी कमर, रीढ़ में दर्द हो वे दोनों पैरों से एक साथ न करें। धड़ को उठाकर नासिका या माथा घुटनों से लगाने वाला भाग न करें और सर्वाइकल है तो भी।

- पेट की गंभीर समस्या है तो भी यह आसन न करें।
- गर्भवती महिला या जो महिला माहवारी की स्थिति से गुजर रही हैं वे भी न करें।

6. **सर्वांगासन**-सर्वांगासन को सब आसनों की रानी कहा गया है। इसको सभी आसनों की जननी भी कह सकते हैं।

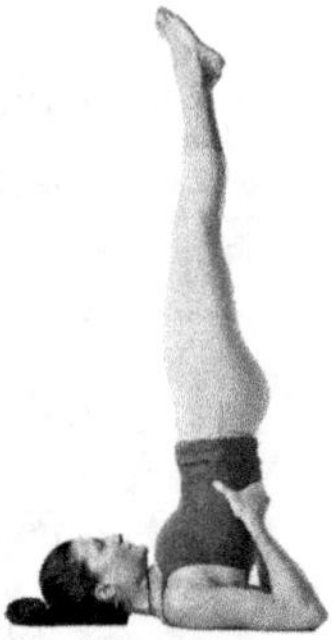

विधि-

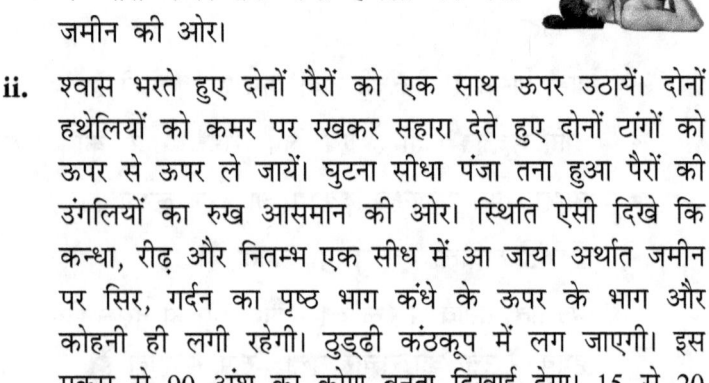

i. आसन पर पीठ के बल लेट जाएँ हाथ शरीर के पास कमर तक फैले हथेली का रुख जमीन की ओर।

ii. श्वास भरते हुए दोनों पैरों को एक साथ ऊपर उठायें। दोनों हथेलियों को कमर पर रखकर सहारा देते हुए दोनों टांगों को ऊपर से ऊपर ले जायें। घुटना सीधा पंजा तना हुआ पैरों की उंगलियों का रुख आसमान की ओर। स्थिति ऐसी दिखे कि कन्धा, रीढ़ और नितम्भ एक सीध में आ जाय। अर्थात जमीन पर सिर, गर्दन का पृष्ठ भाग कंधे के ऊपर के भाग और कोहनी ही लगी रहेगी। ठुड्ढी कंठकूप में लग जाएगी। इस प्रकार से 90 अंश का कोण बनता दिखाई देगा। 15 से 20 सेकंड तक इसी स्थिति में बने रहेंगे। इस स्थिति में श्वास रोककर या सामान्य श्वास में रह सकते हैं।

iii. श्वास छोड़ते हुए कमर पर हथेलियों कि सहायता से धड़ को जमीन पर टिका दें, फिर दोनों पैरों को फैलाकर श्वास क्रिया सामान्य करें। क्षमता है तो इस आसन को 4 से 5 मिनट तक भी कर सकते हैं।

लाभ-

- कन्धा, गर्दन, पीठ और रीढ़ में खिंचाव आता है जिससे ये सभी अंग मजबूत हो जाते हैं।

आसन या योगासन

- थॉयराइड और पैराथॉयराइड ग्रंथियों को नियमित करता है।
- हृदय की मांसपेशियों में खिंचाव की वजह से मजबूती आती है। हृदय अधिक शक्तिशाली बनता है।
- हार्मोन संतुलित होता है जिससे बालों की समस्या का समाधान होता है।
- मानसिक अवसाद, चिंता, तनाव, अनिद्रा आदि से मुक्ति मिलती है।
- पाचन प्रणाली बलवती होती है।
- वेरिकोज वेंस, हार्निया, मूत्र, बवासीर, तंत्रिका तंत्र, नाक, कान, गले सम्बन्धी विकारों में उपयोगी आसन है।

सावधानियाँ-

- सर्वाइकल स्पॉन्डिलाइटिस या स्लिप डिस्क, उच्च रक्तचाप, डायरिया, सिरदर्द, कंधे व गर्दन में चोट या कोई गंभीर समस्या है तो इस आसन को न करें।
- महिलाएं गर्भावस्था या माहवारी में इस आसन को न करें।
- ग्लूकोमा की शिकायत है तो इस आसन को न करें।
- थायराइड, तिल्ली (स्प्लीन), यकृत (लिवर) ज्यादा बढ़ा हुआ है तो यह आसन न करें।

7. **मर्कटासन**-इसको निम्न तरह से किया जाता है।

विधि-

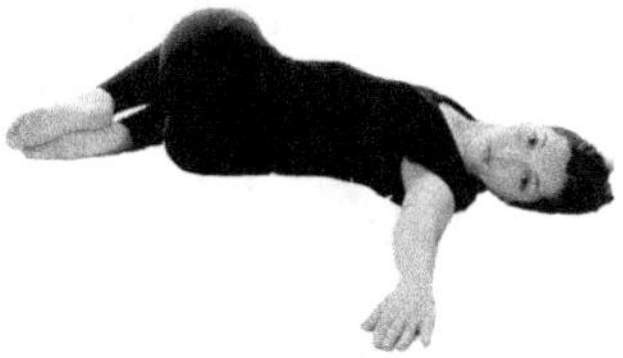

A. पैरों को सटाकर-

   i. योग मैट या दरी पर लेट जाएँ। पैर बिल्कुल सीधा दोनों हाथ दायें बाएं शरीर से सटे हुए, हथेलियों का रुख जमीन की तरफ।

ii. दोनों पैरों के घुटने को समेटते हुए एड़ियों को नितम्भ से लगाएं। ऐड़ी से घुटने तक का भाग मिला हुआ।

iii. श्वास भरते हुए दोनों हाथ एक साथ ऊपर ले जाएँ। हथेलियों को आमने-सामने से मिलाकर बराबर की स्थिति में लाएं। फिर श्वास छोड़ते हुए दोनों हाथों को दायें-बाएं कंधे के सामानांतर फैला दें और हथेली के पृष्ठ भाग को जमीन से लगा दें।

iv. श्वास भरते हुए दोनों घुटने एक साथ बायीं तरफ, गर्दन दायीं तरफ, दायाँ कन्धा और दायाँ कान भी जमीन से लगा रहेगा। पैरों की स्थिति ऐसी होगी कि पंजे के ऊपर पंजा, ऐंड़ी के ऊपर ऐंड़ी, टखने के ऊपर टखना, घुटने के ऊपर घुटना 15-20 सेकंड रुकें और श्वास खाली करते हुए वापस आएं।

यही क्रिया अब दूसरी तरफ से भी करेंगे। इस प्रकार कम से कम चार-चार बार दोनों तरफ से करें।

B. पैरों को खोलकर-

i. इस विधि में पैरों में कंधे जितना फासला अर्थात लगभग एक फुट, बाकी सभी प्रक्रिया विधि नंबर एक जैसे ही रहेगी।

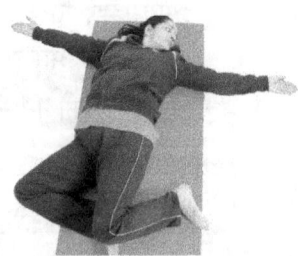

लाभ-

- रीढ़ लचीली एवं मजबूत हो जाती है लंबर 4-5 रीढ़ के खंड (L-4 and L-5 Vertebrae) में बेहतर प्रभाव की वजह से कमर दर्द की परेशानी से छुटकारा मिलता है।

- कब्ज, गैस, अपच आदि की समस्या का समाधान होता है।
- मधुमेह रोगियों को फायदा पहुँचता है।
- पेट एवं कमर की अनावश्यक चर्बी को खत्म करने साथ ही कमर दर्द में त्वरित लाभ मिलता है।
- सर्वाइकल, अनिद्रा, थकान दूर होती है।
- यकृत, अग्न्याशय, गुर्दे सक्रिय हो जाते हैं।
- साइटिका, जोड़ों का दर्द (गाउट्स), आर्थराइटिस नितम्भ का दर्द ठीक हो जाता है।

सावधानियाँ–

– तीव्र कमर दर्द तथा हर्निया है तो कुछ दिन तक यह आसन न करें।

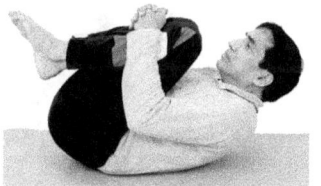

8. **दोलन आसन**–इसको झूलन–लुढ़कन आसन भी कहते हैं।

विधि–

i. योग मैट पर पीठ के बल लेट जाएँ। दोनों पैर मिले और हाथ शरीर से सटे हुए हथेलियों का रुख आसन की ओर।

ii. दोनों पैरों को घुटने से मोड़ें और दोनों हथेलियों को घुटनें से ऊपर ले जाकर उंगलियों को आपस में फंसा दें। दबाव देते हुए घुटनों को सीने से लगा दें। श्वास भरें।

iii. अब श्वास खाली करते हुए ऊपर जाएँ और उकड़ू बैठ जाएँ। दोनों पैर के तलवे जमीन से लग जाएँ। इसी स्थिति में शरीर को पीछे जमीन पर इस प्रकार से ले जाएँ कि पूरी रीढ़ वक्रवत जमीन पर ऊपर से नीचे तक लग जाए या लुढ़क जाए। अर्थात

शरीर को गठरी कि तरह बनाकर जमीन को लम्बा चकला और रीढ़ को बेलन मानकर ऊपर नीचे ऐसा करें। पूरी रीढ़ के मालिश होगी। 7-10 बार इसे करें।

iv. इसी गठरीनुमा स्थिति में दाएं-बाएं भी लुढ़कें जिससे पूरी पीठ कि मालिश हो जाये। दाहिनी तरफ जाएँ तो श्वास भरें और बायीं तरफ जाएँ तो श्वास खाली करें। ऐसा 7 से 10 बार करें।

v. श्वास भरते हुए वापस आएं और श्वास खाली कर शवासन में लेट जाएँ। दो से तीन लम्बी गहरी श्वास लें और छोड़ें, फिर श्वास सामान्य करें।

लाभ-

- शरीर को तरोताजा एवं ऊर्जावान बना देता है।
- रीढ़ के जो खंड हैं उनकी मालिश हो जाती है और रीढ़ लचीली एवं मजबूत हो जाती है।
- बुढ़ापा जल्दी नहीं आता है, शरीर जवान रहता है।
- चिंता, तनाव, अवसाद, दबाव दूर हो जाता है।
- यह आसन पीठ, नितम्भ और पैरों की शक्ति को बढ़ाता है।
- शरीर से अनावश्यक चर्बी को कम करता है जिससे शरीर पूरी तरह से खुल जाता है। जोड़ों के दर्द में आराम मिलता है।

सावधानियाँ-

- जिनकी कमर, रीढ़ में गंभीर समस्या है या स्लिप डिस्क है वे इस आसन को न करें।
- योग मैट या दरी नरम होनी चाहिए।
- गर्भवती महिलाएं गर्भावस्था के दूसरे एवं तीसरे महीने में इस आसन को करने से बचें।

- यदि किसी शल्य चिकित्सा खासकर पेट, पीठ, नितम्भ, पैरों का हुआ हो तो पूरी तरह से ठीक होने के बाद चिकित्सक की सलाह पर और योग गुरु के सान्निध्य में ही करें।
- खाली पेट या खाना खाने के 5, 6 घंटे के बाद करें।

9. **शवासन, योगनिद्रा**-यह एक अद्‌भुत ध्यान की प्रक्रिया है अर्थात ध्यान का एक ऐसा बेजोड़ चमत्कार

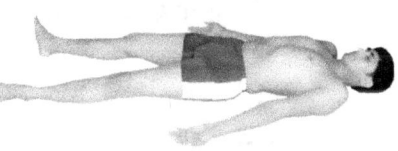

जो शरीर को अन्य योगासनों, प्राणायामों के आकुंचन-संकुचन से प्राप्त ऊर्जा को पूरे शरीर में समेटने का अवसर प्रदान करता है जिसको हम शवासन कहते हैं।

इस आसन को ब्रह्म महूर्त (अर्थात सुबह के 4:24 बजे से लेकर 5:12 तक जब ऑक्सीजन का स्तर अधिक रहता है) तथा शुद्ध एवं शांत वातावरण में करना चाहिए।

विधि-

i. योगामैट पर बायीं कोहनी के सहारे पीठ के बल लेटना होता है चूँकि सीधे लेटने से हृदय पर थोड़ा दबाव पड़ता है। दोनों पैरों को फैलाएं। पंजों में लगभग एक फुट का फासला अर्थात फासला इतना कि दोनों पैर के अंगूठे कि टिप एक दूसरे को स्पर्श कर ले। दोनों हाथ कमर के बगल में लगभग 6 इंच अर्थात 15 सेंटीमीटर की दूरी पर हथेलियों का रुख आसमान की ओर। शरीर में किसी तरह की अकड़न-जकड़न है तो हिला-डुला कर स्थिर कर लें। चेहरे पर प्रसन्नता के भाव, मन मस्त एवं आह्लादित, आँखें कोमलता से बंद। दो-तीन बार लम्बी गहरी श्वास लें और छोड़ें। श्वास शांत एवं सामान्य होने तक पूरक एवं रेचक की प्रक्रिया जारी रखें। अब ध्यान श्वासों पर टिका दें, मन की आँखों से आती-जाती श्वासों को देखें। श्वास अपने आप आ और जा रही है।

ii. एक ऐसी परिकल्पना में खो जाना जैसे आप किसी पहाड़ी रास्ते से जा रहे हैं। चारों तरफ प्रकृति की सुंदरता एवं संगम का विहंगम दृश्य।

iii. अकल्पनीय एहसास, पानी एवं हवा का अनोखा मिश्रण दिल की गहराइयों से स्वागत करता हुआ। सुखद हवाओं के झोंके से झूमते-लहराते हुए ताड़ के बड़े-बड़े वृक्ष हथेलियों की तरह फैले हुए इन ताड़ के पत्तों पर पड़ती हुई तड़-तड़ एवं छन-छन करती हुई पानी की बूंदें ऐसी ध्वनि निकलती हुई मानो जैसे अप्सराएं मदमस्त होकर नृत्य कर रही हों।

iv. बदला हुआ सुन्दर दृश्य वर्षा कि फुहारों से नहाये हुए वृक्ष हरियाली का अनोखा पल पेश (प्रस्तुत) करते हुए। ऐसा आभास करें जैसे बादलों में छाया इंद्रधनुषी रंग हमारे जीवन में अपना ही रंग भरने के लिए लालायित है।

v. इन सुन्दर वृक्षों पर लदे हुए मीठे फल, झुकते हुए मानो हमें कुछ अर्पण करने को लालायित हों। सुन्दर सजीली हवाओं के झोंके के साथ वृक्षों पर इधर-उधर मंडराते पक्षी कलरव करते हुए मानो हमारे आने की खुशी में आनंद का गीत गा रहे हों। उड़ते हुए सफेद बगुले एवं कबूतर मानो शांति और सुंदरता का नजारा पेश कर रहे हों।

10. शारीरिक अवलोकन-

i. **वाह्य अंगों का मानसिक अवलोकन-**पैरों कि अंगुलियों का अवलोकन। उनको हिलाएं और स्थिर करें, पैर के पंजों को हिलाएं और स्थिर करें इसी प्रकार से टखनों, पिंडलियों, घुटनों, जंघाओं, उत्सर्जन तंत्र एवं प्रजनन तंत्र अर्थात कटी प्रदेश के आस-पास के भाग जैसे कमर, पेडू, नाभि, नितम्भ, पूरा पेट थोड़ा ऊपर चलते हैं तो पसलियाँ, गर्दन, जबड़े, दोनों कान,

आँख, कान, नाक, माथा, बाल सबका मानसिक अवलोकन करें स्पंदन करें (हिलाएं) और स्थिर करें।

इसी प्रकार से दोनों हाथ कि उंगलियों, हथेलियों, कलाईयों, कोहनियां, बाजुएं, तथा कन्धों को हिलाएं और स्थिर करें। ऐसा शिव संकल्प कि ये सभी अंग पूरी तरह से स्वस्थ और ऊर्जावान हो गए हैं।

ii. **आतंरिक अंगों का मानसिक अवलोकन**-समस्त आतंरिक अंगों जैसे यकृत (जिगर), प्लीहा (तिल्ली), अमाशय (पेट), अग्न्याशय (पैंक्रीआज), गुर्दा, आंतें, हमारी ग्रंथियां, मस्तिष्क, रस, रक्त, बीज, मज्जा, मांस, नाड़ियां, फेफड़े का मानसिक अवलोकन करें। हिलाएं डुलायें और स्थिर करें।

11. **ईश्वर का धन्यबाद**-संकल्प लें कि ईश्वर कि असीम कृपा से योग अभ्यासों के द्वारा शरीर के दर्द, रोग, भय तथा अशांति रुपी समस्त विषैले तत्व पूरी तरह से बाहर निकल चुकें हैं, अब हमारा संपूर्ण शरीर निरोगी है।

12. **ईष्ट देवी-देवता, माता-पिता एवं गुरुजनों का ध्यान**-इस चरण में ईष्ट देवता, माता-पिता, गुरुजनों का ध्यान करें और उनका आह्वान और धन्यवाद करें। धीरे आँखें खोलते हुए शवासन से वापस आएं दोनों हाथों को पुन-शरीर के पास लेकर आएं हथेली का रुख जमीन कि ओर, पैरों को भी मिला लें। धीरे-धीरे श्वास भरते हुए दोनों हाथों को एक साथ उठायें, कानों से बाजुओं को सटाते हुए सिर से पीछे ले जाएँ। नाभि को केंद्र बिंदु मानते हुए शरीर को दो भागों में बांटते हुए अर्थात नाभि के ऊपर का भाग ऊपर और नाभि से नीचे का भाग नीचे खींच दें, अर्थात ताड़ासन करें। 15-20 सेकंड तक रुकें श्वास छोड़ते हुए दोनों हाथ शरीर के पास वापस लेकर आएं हथेली का रुख जमीन की ओर, दोनों पैरों को मोड़ते हुए बायीं करवट, बायीं कोहनी के सहारे उठकर बैठ जाएँ।

प्राणायाम

यह अष्टांग योग का चौथा अंग है प्राण वह शक्ति है जो हमारे शरीर को जिन्दा रखती है आयाम (ठहराव) प्राण शक्ति नियंत्रित करता है।

अर्थात जिस क्रिया से हम श्वास लेने की प्रक्रिया को नियंत्रित करते हैं उसे ही प्राणायाम कहा जाता है। वैसे तो प्राणायाम बहुत सारे हैं लेकिन यहाँ हम केवल मुख्य-मुख्य प्राणायामों का वर्णन करेंगे।

बैठने की कला

किसी भी ध्यानात्मक आसन में बैठ जाएँ कमर, गर्दन, रीढ़ सीधी, सिर सीधा, कंधे सीधे झुकें नहीं दोनों हथेलियों घुटनों पर हथेलियों का रुख आसमान की ओर, ज्ञान मुद्रा (ध्यान मुद्रा), चेहरे पर प्रसन्नता के भाव, आँखें कोमलता से बंद। अब सिलसिलेवार प्राणायाम शुरू करते हैं।

1. **भस्त्रिका प्राणायाम (Bellows Breathing or Breath of Fire)–** Bellows का मतलब धौंकनी होता है। इस प्राणायाम की तुलना पुराने जमाने के लोहार (Blacksmith) की धौंकनी अर्थात भाथी से किया गया है जैसे लोहार लोहे को तपाने के लिए धौंकनी से हवा का प्रवाह (वेग) पैदा करके आग को प्रज्वलित करता था और लोहे को इतना तपा देता था और उसमे व्याप्त अशुद्धियाँ दूर करके उस लोहे को विभिन्न के खेती किसानी के यन्त्र के आकार में परिवर्तित कर देता था ठीक उसी प्रकार से यह प्राणायाम

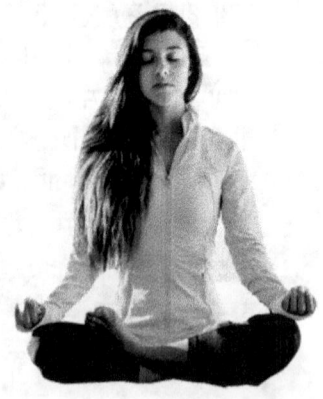

मानव शरीर के अंदर आग (ऊर्जा, ऊष्मा) का संचार करके विभिन्न प्रकार की अशुद्धियों जैसे फेफड़े में दूषित हवा, धूल आदि अन्य विषैले पदार्थ को जलाकर भष्म कर देता है।जिससे वह कार्बन डाइऑक्साइड के रूप में श्वास के साथ बाहर निकल जाता है और शरीर में तीव्र ऊर्जा, ऑक्सीजन (प्राण) का संचार हो जाता है। इस प्राणायाम को 3–5 मिनट तक अवश्य करना चाहिए।

विधि-

i. किसी भी ध्यानात्मक आसन (जैसे सिद्धासन, सुखासन, पद्मासन, वज्रासन) में बैठ जाएँ कमर, गर्दन, रीढ़ सीधी, सिर सीधा, कंधे सीधे झुकें नहीं। दोनों हथेलियों घुटनों पर हथेलियों का रुख आसमान की ओर, ज्ञान मुद्रा (ध्यान मुद्रा), चेहरे पर प्रसन्नता के भाव, आँखें कोमलता से बंद। इसमें समय और क्षमता के हिसाब से तीन तरह की गति (स्पीड) से कर सकते हैं।

a. धीमी श्वास क्रिया (मंद गति) यह विधि उनके लिए उपयोगी है जो अस्थमा, ह्रदय रोग आदि वीमारियों से सामान्य रूप से ग्रसित हैं इस में 3 सेकंड में श्वास भरना और तीन सेकंड में ही श्वास खाली करना। कुछ दिन करने के बाद श्वास को 3 सेकंड में भरना और 2 सेकंड में खाली करना चाहिए। बिना किसी दबाव के श्वास भरें और खाली करें।

b. **मध्यम गति**-इसमें 2 सेकंड में श्वास भरना और 1 सेकंड में खाली कर देना। यह सामान्य साधक के लिए है।

c. **तीव्र गति**-यह उनके लिए है जिनकी शारीरिक क्षमता अधिक है युवा और ऊर्जावान हैं। तीव्रतम हवा फेंकती हुई धौकनी की तरह अर्थात एक सेकंड में श्वास भरना और आधे सेकंड में खाली कर देना। अर्थात बलपूर्वक श्वास भरना और बलपूर्वक खाली कर देना।

लाभ एवं प्रभाव-

- त्रिदोष अर्थात वात, पित्त कफ ये तीनो ही सम अर्थात बराबर हो जाते हैं।
- शरीर में ऑक्सीजन का स्तर लगभग 10 गुना बढ़ जाता है कार्बन डाईऑक्साइड तीव्र गति से बाहर निकल जाती है, फेफड़े की कार्य क्षमता बढ़ जाती है। सामान्यतया मनुष्य 500 मि.ली. लीटर ही श्वास अंदर भर पाता है लेकिन इस प्राणायाम से यह मात्रा 5000 मि.ली. लीटर तक बढ़ जाती है। फलस्वररूप रक्त शुद्धि की क्रिया तीव्र हो जाती है।
- रोग प्रतिरोधक क्षमता बढ़ जाती है।
- नाड़ियों (72000 नाड़ियां जिसमें प्रधान नाड़ी हैं इड़ा, पिंगला और सुषुम्ना) को शुद्ध करता है जिससे नाड़ी प्रवाह उत्तम होता है परिणामस्वरुप श्वसन सम्बन्धी विकार नष्ट हो जाते हैं।
- कुण्डलिनी जागरण में सहायक हठ-योग प्रदीपिका 2,66.67 के अनुसार तीन ग्रंथियां (i) ब्रह्मा ग्रंथि (ii) विष्णु ग्रंथि (iii) महेश अर्थात रूद्र ग्रंथि जो सुषुम्ना नाड़ी (Sushumna Path) में होती हैं इनको तोड़ने के लिए भस्त्रिका प्राणायाम भी प्राण को मजबूत बनाता है।
- पाचन प्रणाली को मजबूत बनाता है। खुलकर भूख लगती है।
- निम्न रक्तचाप रोगियों के लिए अति उपयोगी है।
- मस्तिष्क में रक्त का प्रभाव तीव्र होने से तनाव, चिंता, अवसाद से छुटकारा मिलने लगता है, मन शांत और एकाग्र होने लगता है जिससे प्रत्याहार, ध्यान, धारणा में प्रभावी ढंग से सहायता करता है।
- सिर में रक्त का प्रवाह तीव्र होने से आँख की रौशनी, सुनने की शक्ति बढ़ जाती है।

- शरीर में चर्बी और वजन संतुलित हो जाता है।
- हृदय गति में सुधार करता है जिससे रक्त चाप संतुलित रहता है।

सावधानियाँ-

– गंभीर हृदय रोगी, अस्थमा, उच्च रक्तचाप (हाइपरटेंशन), हर्निया, टीब, मिर्गी, मस्तिष्क आघात के रोगी को इस प्राणायाम से रोग के सामान्य होने तक बचना चाहिए। अगर सामान्य रोगी हैं तो जैसा हमने बताया है बिल्कुल मंद गति से जारी रख सकते हैं।

– हमेशा खाली पेट या खाना खाने के 5 से 6 घंटे के बाद ही करें।

– गर्भवती या माहवारी से गुजर रही महिलाओं को नहीं करना चाहिए।

– पेट, गला, साइनस की अधिक समस्या है।

– अभ्यास के दौरान पसीना, घबराहट या चक्कर आता है तो रुक जाएँ।

– किसी शल्य चिकित्सा से गुजरे हैं तो रोग की गंभीरता को देखते हुए 3, 6 माह तक न करें। यदि अपने आप को समर्थ समझते हैं तो भी डॉक्टर की सलाह लेने के बाद ही करें।

2. **कपालभाति प्राणायाम**-बवंडर रुपी प्राणायाम या आतंरिक शुद्धिकरण की तकनीक, यह प्राणायाम और क्रिया दोनों है फेफड़े पूरी तरह से साफ हो जाते हैं और ऑक्सीजन प्रत्येक कोशिका तक पहुँच जाता है। कुछ तार्किक एवं महत्वपूर्ण बातें निम्नवत हैं।

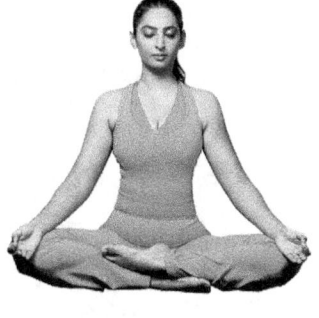

i. कपालभाति का तर्क क्या है और यह कैसे काम करता है:- सामान्यतया जीवन पर्यन्त हमारी श्वास लेने की प्रक्रिया चलती रहती है और ध्यान अक्सर श्वास लेने पर ही लगा रहता है। इसका मतलब यह हुआ कि एकतरफा श्वास लेने कि प्रक्रिया ज्यादा बलवती रहती है और ऐसा कहा जाता है कि जीवन जीने के लिए संतुलन जरुरी है जो कपालभाति से पूरा हो जाता है।

फेफड़े में असंख्य (लगभग 600 मिलियन) वायु प्रकोष्ट होते हैं धीरे-धीरे इन पर दूषित पदार्थ जम जाते हैं जिसकी वजह से फेफड़े कि कार्यक्षमता घट जाती है। अब इसका कैसे ध्यान रखना और इसकी क्षमता को कैसे बढ़ा सकते हैं।

विभिन्न परिस्थितियों में कपालभाति कैसे करें-

A. जिनको घुटना रीढ़ और बिना सहारे के बैठने कि समस्या है-

i. ऐसे लोग कुर्सी का सहारा ले सकते हैं। ध्यान रहे, कुर्सी आरामदायक नहीं होनी चाहिए। कुर्सी के पीछे का भाग सीधा होना चाहिए। यदि कुर्सी लकड़ी की हो तो अति उत्तम है, फिर जितनी देर तक चाहें कपालभाति कर सकते हैं।

ii. पैर फैलाकर दीवाल के सहारे बैठकर कर सकते हैं।

B. जो लोग मोटे हैं या जिनका पेट निकला है-

i. आयताकार चौकी या पटरी लेकर जिसकी ऊंचाई लगभग 2 इंच हो या सुविधानुसार ऊंचाई या मोटाई वाली पटरी जिससे पेट और जांघों में फासला बन सके।

ii. जिनको घुटने, टखने, में समस्या, साइटिका, आदि नहीं है वह वज्रासन में बैठ कर कर सकते हैं क्योकि वज्रासन में भी लगभग 110 अंश का कोण बन जाता है और पेट को आगे-पीछे जाने में भरपूर मदद मिल जाती है।

iii. उपरोक्त दोनों विधि का उपयोग केवल अभ्यास के लिए ही करना है जिससे साधक का लय धीरे-धीरे कपालभाति को पूरी क्षमता से करने के योग्य बन सके और संकल्प लें कि कुछ दिन बाद वगैर किसी सहायता के ध्यानात्मक आसन में बैठकर ही प्राणायाम करेंगे।

विधि-

i. किसी भी ध्यानात्मक आसन (जैसे सिद्धासन, सुखासन, पद्मासन, वज्रासन) में बैठ जाएँ कमर, गर्दन, रीढ़ सीधी, सिर सीधा, कंधे सीधे, झुकें नहीं, दोनों हथेलियों घुटनों पर हथेलियों का रुख आसमान की ओर। ज्ञान मुद्रा (ध्यान मुद्रा), चेहरे पर प्रसन्नता के भाव, आँखें कोमलता से बंद।

ii. इसमें पूरा ध्यान (सोच) दोनों नासिका मार्ग से बलपूर्वक श्वास बाहर फेंकने पर और साथ में शिव संकल्प की आंधी की तरह बाहर फेंकी जा रही बवंडर रुपी श्वास के साथ ही शरीर के समस्त विषैले, रोग तिनका-तिनका करके निकलते जा रहे हैं और उनकी जगह स्वत: ही उन्मुक्त और शुद्ध ऑक्सीजन शरीर में प्रवेश करता जा रहा हैं।

कपालभाति को समय और क्षमता के हिसाब से तीन तरह की गति से कर सकते हैं।

a. **बिल्कुल मंद गति**-जिनको उच्च रक्त चाप (हाइपरटेंशन), हृदय रोग या चक्कर वगैरह आते हैं ऐसे लोग बिल्कुल मंद गति अर्थात 2 से 3 सेकंड में एक पंच या स्ट्रोक लगाएं, अर्थात 60 सेकंड में 20-30 बार।

b. **मध्यम गति**-यह गति सर्वथा उत्तम गति होती है। जो सामान्य साधक हैं एक सेकंड में एक स्ट्रोक या पंच लगाना है। अर्थात 60 सेकंड में 60 बार।

c. **तीव्र गति**-यह गति ऐसे साधकों के लिए है जो युवा हैं, ऊर्जावान हैं या अपने को युवा या सामर्थ्यवान समझते हैं, चाहे वे किसी भी उम्र के हों। ऐसे लोग एक सेकंड में दो बार बलपूर्वक श्वास बाहर फेंक सकते हैं। इसका मतलब 60 सेकंड में 120 बार।

कपालभाति करने की अवधि-

i. शुरुआत में 20, 30 स्ट्रोक 5 से 10 सेकंड के नियमित अंतराल पर 5 से 7 बार अवश्य करें।

ii. 40 से 50 स्ट्रोक 5 से 10 सेकंड के अंतराल पर 5 से 7 बार करें।

iii. क्षमता बढ़ने के साथ फिर 5 से 10 मिनट लगातार करें।

iv. किसी भी पुरानी या गंभीर बीमारी (Cronic Disease) की स्थिति में आधा-आधा घंटा अवश्य करें, चिकित्सक के सलाह के बाद और किसी योग शिक्षक की निगरानी में।

लाभ-

- शरीर की 99.99% बीमारियों में इस कपालभाति से समाधान मिलने लगता है।
- विकार नष्ट हो जाते हैं नकारात्मक सोच को सकारात्मक कर देता है।
- चहरे पर निखार, लालिमा, चमक आ जाती है। सौंदर्य साधनों के दुष्प्रभाव (साइड इफेक्ट) से बचाव के साथ-साथ पैसा बर्बाद होने से बच जाता है।
- शरीर की चर्बी, मोटापा, वजन कम होने के साथ ही पेट सपाट हो जाता है।
- कब्ज, अम्लपित्त, मधुमेह, अनिद्रा में लाभ पहुँचता है।

- पौरुषग्रंथि (Prostate) संतुलित रहती है। इस प्राणायाम से चयापचय की प्रक्रिया तीव्र से तीव्र हो जाती है।
- स्तन कैंसर के इलाज में मदद करता है।
- रक्त परिसंचरण की प्रक्रिया संतुलित हो जाती है।
- अस्थमा, तंत्रिका तंत्र, श्वसन तंत्र में प्रभावी रूप से काम करता है।
- बांझपन, नपुंसकता, पौरुष शक्ति अर्थात शुक्राणुओं की संख्या बढ़ाता है और सेक्स सम्बन्धी समस्याओं को समाप्त करता है।
- बुढ़ापा जल्दी नहीं आता है।
- असमय बाल सफेद होने से रोकता है तथा त्वचा को प्राकृतिक रूप से स्वस्थ एवं चमकदार बनाता है।
- गर्भाशय को गाँठ, मासिक धर्म, मेनपॉज की समस्या दूर हो जाती है, पर निरंतरता जरूरी है।
- रोगों के विनाश कि प्रक्रिया में यह सर्वव्यापी प्राणायाम एवं प्राणायामों का सार है। इसको हठयोग कहा गया है।

सावधानियां-

– अगर हाल ही में किसी तरह का आघात (स्ट्रोक) जैसे मस्तिष्क, हृदय, अस्थमा या किसी शल्य चिकित्सा से गुजरे हों या स्लिप डिस्क है तो यह प्राणायाम न करें। शल्य चिकित्सा के मामले में रोग की गंभीरता को देखते हुए 3 से 6 माह का समय अवश्य लें। उसके बाद चिकित्सक की सलाह पर या योग गुरु के सान्निध्य में ही शुरू करें।

– उच्च रक्त चाप (हाइपरटेंशन), अस्थमा, हर्निया कि स्थिति में बिल्कुल धीमी गति से करें।

– माताएं, बहनें गर्भावस्था एवं विशेष दिनों में न करें।

- महिलाएं इस प्राणायाम को करते समय मूलबंद लगाकर ही किया करें। चूँकि इस प्राणायाम को करते समय गर्भाशय नीचे खिसकने का डर रहता है।

3. **बाह्य प्राणायाम**-इसको अन्य नामों से भी जाना जाता है जैसे बाह्य कुम्भक, त्रिबंध, महाबंध।

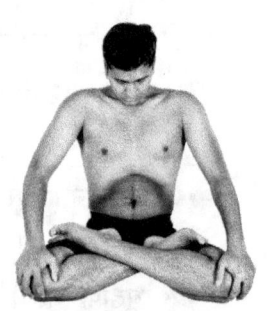

बाह्य प्राणायाम भस्त्रिका और कपालभाति के बाद ही क्यों? उपरोक्त दोनों प्राणायामों को करने के बाद पूरे शरीर में प्राण ऊर्जा का विकास एवं संचार हो जाता है। ऑक्सीजन के रूप में विद्यमान यह शक्ति प्रबल हो जाती है। इस शक्ति, ऊर्जा, प्राण वायु को बांधकर रखने के लिए और जहाँ उसकी जरूरत है वहां पहुंचाने का कार्य बाह्य प्राणायाम या त्रिबंध के द्वारा आसान हो जाता है। इसको हम ऊर्जा वितरक या ऊर्जा, प्राण शक्ति, जीवनी शक्ति का विकेन्द्रीयकरण करने वाला प्राणायाम कह सकते हैं।

बाह्य प्राणायाम को कपालभाति का पूरक माना गया है। यह पेट के लिए बहुत ही लाभकारी आसन है।

विधि-

i. योगमैट, दरी पर किसी भी ध्यानात्मक आसन में बैठ जाएँ।

ii. लम्बी गहरी श्वास भरें और बलपूर्वक छोड़ें और त्रिबंध लगाएं जो निम्न तीन प्रकार से लगाते हैं।

    a. **मूलबन्ध**-जननांग एवं गुदा के बीच के भाग को ऊपर खींचें या साधारण भाषा में निष्कासन अंगों (जैसे गुदा भाग और मुतेंद्रिय) को ऊपर खींचेंगे तो मूल बन्ध लग जाएगा।

b. **उड्डियान बंध**-जननांग के ऊपर नाभि के नीचे को रीढ़ से लगा दें। सरल भाषा में, पेट को अंदर से अंदर और ऊपर से ऊपर खींचें अर्थात पिंजर या धड़ की हड्डियों के ढांचे के अंदर खींचें। ऐसा आभास हो मानो आपका पेट और रीढ़ की हड्डी एक दूसरे को स्पर्श कर रहे हों। अर्थात ऐसा लगे जैसे छाती के ढांचे के अंदर से पेट रीढ़ को छूने की कोशिश कर रहा हो।

iii. **जालंधर बंध**-ठुड्ढी को कंठकूप से लगाएं। त्रिबंध को क्षमतानुसार निम्नांकित अनुपात में साँसों के साथ कर सकते हैं।

तीन चरण में करें-

— श्वास क्रिया-पूरक (श्वास भरना) रेचक (श्वास खाली करना) कुम्भक (श्वास रोकना)।
— इंग्लिश में (Inhale) (Exhale) (Retention or Holding Breath)
— सामान्य समय और अनुपात में श्वास भरना, खाली करना और रोकना-
  • अनुपात (RATIO) 1 2 3
  • समय (TIME) 10 20 30 (समय सेकंडों में)
— सबसे अच्छा अनुपात और समय में श्वास भरना, खाली करना और रोकना-
  • अनुपात (RATIO) 1 2 1
  • समय (TIME) 10 20 10
— अधिक प्रभावशाली अनुपात और समय में श्वास भरना, खाली करना और रोकना-
  • अनुपात (RATIO) 1 2 4
  • समय (TIME) 10 20 40

— अब बारी-बारी से तीनों बंधों को लगाएं और उपरोक्त अनुपात में कम से कम 10 सेकंड और अधिकतम 40 सेकंड तक बाहर रोकें। क्षमतानुसार श्वास की गति का समय और अनुपात बढ़ा सकते हैं।

विशेष-श्वास बाहर करके रोकने के बाद जब श्वास लेने की इच्छा हो तो पहले तीनों बांधों (जालंधर, उड्डियान और मूलाधार बंध) को खोलें और फिर श्वास अंदर भरें।

इस प्रकार से एक चक्र पूरा होता है। इस प्राणायाम को कम से कम 3 से 5 बार अवश्य करें।

लाभ-

- कब्ज, गैस, अम्लपित्त, हर्निया की समस्या का समाधान होता है। पाचन प्रणाली एवं रक्त शर्करा (ब्लड शुगर) प्रभावी ढंग से काम करता है।
- प्रजनन अंग मूत्र सम्बन्धी विकार, शुक्राणु एवं पौरुष शक्ति से सम्बंधित समस्या का निराकरण हो जाता है।
- हर्निया के मामले में चिकित्सक की सलाह के बाद करें। यह प्राणायाम Therapy का काम करता है।
- गर्भाशय, मूत्र मार्ग, मलद्वार, योनि भ्रंश, गुदा भ्रंस आदि विकारों में बहुत आराम मिलता है।
- पेट की समस्या को दूर करना बाह्य प्राणायाम का मुख्य उद्देश्य है जैसे आँतों को मजबूत करना, चर्बी को कम करना, पेट सपाट करना (बेल्ली टोनर) आदि।
- बवासीर, थायराइड एवं गले की समस्या में प्रभावी होता है।
- सहस्रार चक्र और अनाहत चक्र (Heart Plexus) हमेशा कुछ नया करने की इच्छा) पर अधिक प्रभाव डालता है। परिणामस्वरुप परमात्मा से सीधा संपर्क हो जाता है।

- अमाशय, छोटी और बड़ी आँत, अग्न्याशय, यकृत (जिगर लिवर), पित्ताशय, गुर्दा, तिल्ली (प्लीहा) प्रभावी ढंग से काम करने लगते हैं विशेषकर जब तीनो बंधों को खोलते हैं तो शुद्ध रक्त की आपूर्ति तीव्र हो जाती है जिससे इन अंगों पर प्रभाव अधिक पड़ता है।
- कपालभाति से जाग्रत हुई मूलाधार चक्र की विशिष्ट शक्ति को ऊर्ध्वगामी बनाने की लिए इस प्राणायाम को किया जाता है। इसलिए कपालभाति के बाद इस प्राणायाम को अवश्य करें।
- मेरुमज्जा जो श्वसन तंत्र एवं हृदय सम्बन्धी क्रिया का प्रमुख केंद्र बिंदु है। बाह्य प्राणायाम से अधिक क्रियाशील हो जाता है।
- संकल्प और संयम का विकास होता है जिससे आयु की वृद्धि होती है।
- फेफड़े मजबूत होते हैं, आँखों की रौशनी बढ़ती है, भूख और प्यास पर नियंत्रण हो जाता है।

जीवनी शक्ति हमारे शरीर में तीन तरह से आती है-

i. शरीर के निचले भाग (अपान) अर्थात मूलाधार।

ii. माध्यम भाग (सामान) अर्थात उड्डियान।

iii. ऊपरी भाग अर्थात प्राण।

इन तीनों का मेल ही बाह्य प्राणायाम, त्रिबंध या महाबंध कहलाता है।

सावधानियाँ-

– उच्च रक्तचाप (हाइपरटेंशन), अस्थमा, मिर्गी, जिनको चक्कर आता हो और हृदय रोगी को यह व्यायाम नहीं करना चाहिए।

– खाली पेट या खाना खाने के 5 से 6 घंटे बाद करना चाहिए।

– मासिक चक्र में एवं गर्भावस्था में यह प्राणायाम न करें।

– कैंसर के रोगी के लिए यह उपयुक्त नहीं है।

– पेट से सम्बंधित कोई गंभीर समस्या है तो न करें।

– शुरू-शुरू में किसी योग शिक्षक के सान्निध्य में ही करें।

4. **उज्जायी प्राणायाम**-यह इन्द्रियों पर विजय प्राप्त करने वाला प्राणायाम है। वास्तव में यह दो शब्दों से मिलकर बना है।

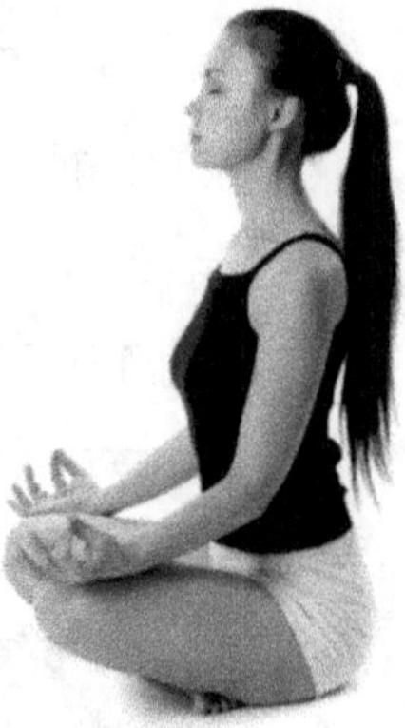

- **पहला है**-उत् जिसका मतलब है ऊर्धगामी।

- **दूसरा है**-जयी जिसका मतलब है इन्द्रियों पर विजय प्राप्त करने वाला।

इस प्राणायाम का सबसे ज्यादा प्रभाव विशुद्धि चक्र पर पड़ता है जो मस्तिष्क और ह्रदय के बीच तालमेल (सामंजस्य) स्थापित करता है।

गले में स्थित विशुद्धि चक्र रहस्यों से भरा है जिसका जागरण और प्रभाव की महिमा उज्जायी प्राणायाम से होती है।

विशुद्धि बिसा और शुद्धि दो शब्दों से मिलकर बना है-

पहला है-बिसा जिसका मतलब है जहरीला।

दूसरा-शुद्धि जिसका मतलब है स्वच्छ करना, साफ करना।

इसका मतलब विशुद्धि चक्र विषहरण करनेवाला प्रमुख द्वार (ऊर्जा का केंद्र, लक्ष्मण रेखा) है जो इस प्राणायाम से जागृत होता है। शरीर के इस प्रमुख प्रवेश द्वार पर पहुँचते ही किसी भी तरह का जहर पूरी तरह से नष्ट हो जाता है। सकारात्मक विचार, प्राण ऊर्जा, ऑक्सीजन का प्रवेश प्रभावी ढंग से हो जाता है।

विधि-

i. इसको साधक या रोगी की स्थिति को देखते हुए दो तरह से किया जा सकता है।

A. त्रिबंध के साथ-

i. किसी भी ध्यानात्मक आसन (जैसे सिद्धासन, सुखासन, पद्मासन, वज्रासन) में बैठ जाएँ कमर, गर्दन, रीढ़ सीधी, सिर सीधा, कंधे सीधे, झुकें नहीं दोनों हथेलियों घुटनों पर हथेलियों का रुख आसमान की ओर, ज्ञान मुद्रा (ध्यान मुद्रा), चेहरे पर प्रसन्नता के भाव, आँखें कोमलता से बंद।

ii. श्वास भरें और बलपूर्वक छोड़ दें। इसके बाद मूलबन्ध (निष्कासन अंगों को ऊपर खींचें), उड्डियान बंध (पेट और पेडू) को ऊपर की तरफ उठाते हुए पेट रीढ़ से सटाते हुए पंजर (रिब केज) में समेट लें।

iii. अब दोनों नासिका मार्ग से सागर की लहरों जैसी स्थिर एवं लयबद्ध आवाज के साथ गले का संकोचन करते हुए जिससे हवा अर्थात श्वास (प्राण वायु) गले का घर्षण करते हुए अंदर दोनों फेफड़ों में भरना है।

iv. श्वास सामान रूप से भरेंगे, घर्षण की आवाज धीमी, मधुर एवं निर्बाध (Smooth) होने चाहिए, न ज्यादा न कम।

v. फिर जालंधर बंध (ठुड्डी को कंठकूप में लगाना) लगाते हुए अपनी क्षमतानुसार आंतरिक कुंभक करें।

vi. जब श्वास खाली करने अर्थात छोड़ने की इच्छा हो तो बारी-बारी से ऊपर से नीचे तीनों बंधों को खोलते हुए दायीं नासिका पर अंगूठा रखते हुए बायीं नासिका से श्वास छोड़ें।

vii. दोनों हथेलियों का आपस में घर्षण करें फिर उन्हीं हथेलियों से गले की मसाज करें।

उपरोक्त (ii), (iii), (iv) और (v) तक क्रिया को 3-5-7 बार अवश्य करें।

उपरोक्त नंबर (iii) से (iv) तक क्रिया को करने में श्वास भरने, रोकने और छोड़ने के समय के अनुपात को क्षमतानुसार निश्चित कर सकते हैं, बाँट सकते हैं।

श्वास क्रिया श्वास भरना, कुम्भक करना, खाली करना

अनुपात सेकंड में 10 30 30 या 10 20 30

B. नए साधक और जो रोगी हैं-इस विधि में न तो बंधों को लगाएंगे, न ही लगातार गले के घर्षण के साथ श्वास भरेंगे। बल्कि श्वास को किस्तों में भरते हुए अभ्यास करेंगे।

विधि-

i. इस विधि में कबूतर जैसे आवाज (गुटरगूं) निकालते हुए दोनों नासिका मार्ग से श्वास किस्तों में भरेंगे। इस विधि को और अधिक प्रभावशाली बनाने की लिए कबूतर जैसी आवाज के साथ अश्वनी क्रिया (क्षणिक मूलबन्ध) का उपयोग अवश्य करें। इस विधि का उपयोग केवल अभ्यास और आदत बनाने के लिए किया जाता है। 15-20 बार अवश्य करें।

विशेष-रेचक बायीं नासिका से क्यों- हम श्वास को बायीं नासिका से इसलिए निकालते हैं क्योंकि उज्जायी प्राणायाम की तासीर गर्म होती है। इस प्रकार से शरीर को सामान्य ताप पर लाने के लिए बायीं नासिका से ही रेचक करते हैं।

लाभ-

- प्राण पर विजय प्राप्त कर सकते हैं। अर्थात अमर तो नहीं परन्तु जीवन लम्बा हो जाता है। उम्र बढ़ जाती है, बुढ़ापा जल्दी नहीं आता है।

- भरपूर ऑक्सीजन की आपूर्ति के साथ शरीर के अंदर प्राण ऊर्जा का संचार हो जाता है।
- अंत- स्रावी ग्रंथियों पर अद्‌भुत प्रभाव डालता है।
- मस्तिष्क में रक्त का संचार तीव्र हो जाता है अर्थात प्रचुर मात्रा में रक्त पहुँचता है।
- साइनस और माइग्रेन (अधकपारी) में लाभदायक होता है। तनाव,अवसाद, खत्म हो जाता है। मन और शरीर मस्त हो जाता है।
- कुंडलिनी जागरण में (अर्थात प्राण सुषुम्ना नाड़ी से होकर प्रवाहित होने लगता है) सहायक होता है प्राण शक्ति ऊर्धगामी होकर प्राण रुपी पक्षी उड़ान भरने लगता है।
- संपूर्ण नाड़ी तंत्र मजबूत हो जाता है जिसके द्वारा प्राण शक्ति अंदर ही अंदर गोते लगाते हुए संपूर्ण शरीर को ऊर्जा एवं मस्ती से सराबोर कर देता है।
- श्वसन तंत्र भी मजबूत होता है जिससे गले के रोग, अस्थमा, खर्राटे आदि की समस्या का समाधान हो जाता है।
- विषहरण का काम करता है।
- रक्तचाप सामन्य रहता है। चिंता, तनाव, अवसाद, को अवसर में बदल देता है तुरंत राहत मिलने लगती है।
- थाइराइड और थाइमस से सम्बंधित समस्या में प्रभावकारी होता है।

सावधानियाँ-

– जिनको उच्च्च रक्तचाप (हाइपरटेंशन), दिल की बीमारी, अस्थमा, मिर्गी, चक्कर आता हो तो ऐसे लोग बन्ध और कुम्भक न लगाएं।

— श्वास नासिका मार्ग से भरने की प्रक्रिया में गले में अधिक दबाव न दें। इससे नसों पर अनावश्यक रूप से दवाब पड़ सकता है, जिससे समस्या खड़ी हो सकती है।

— प्रारंभ में किसी ज्ञानवान योग गुरु के मार्गदर्शन में ही करें।

5. **शीतली और शीतकारी प्राणायाम**-दोनों ही लगभग एक-दूसरे से मिलते जुलते हैं।

A. **शीतली प्राणायाम**-भौतिक शरीर के साथ मस्तिष्क को शांत करने वाले प्राणायाम को शीतली प्राणायाम कहते हैं।

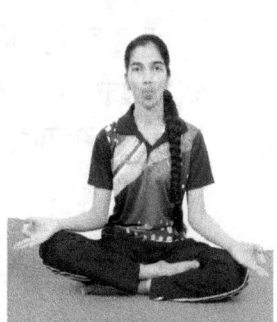

विधि-

i. किसी भी ध्यानात्मक आसन में बैठ जाएँ। शरीर ढीला शिथिल एवं खुशी से सराबोर।

ii. जीभ को मुख से बाहर लाएं और मुख को गोलाई देते हुए जीभ का नाली जैसा आकार बना लें। शुरू में यदि हो तो अभ्यास के लिए मोख को 'O' का आकार दें।

iii. नालीनुमा जीभ के द्वारा श्वास (हवा) अंदर खींचें, जालंधर बंध लगाएं और 5 से 7 सेकंड या अपनी क्षमतानुसार रुकें।

iv. जालंधर बंध खोलें। दाएं अंगूठे से दायी नासिका को बंद करें फिर धीरे-धीरे बायीं नासिका से श्वास छोड़ें।

v. यह एक चक्र हुआ। ऐसे ही 3, 5, 7 बार अवश्य करें।

लाभ-

• नींद अच्छी आती है। उच्च रक्तचाप हृदय रोग में तुरंत राहत महसूस होने लगती है।

- चूँकि इसकी तासीर ठंढी होती है इसलिए यह पित्त का नाश करता है।
- शरीर से विषैले तत्व बाहर करता है।

सावधानियाँ-

- चूँकि इसकी तासीर ठंढी होती है इसलिए इसको ठंढी के मौसम में न करें।
- पुरानी बदहजमी हो तो भी न करें।
- अस्थमा, जुखाम, खांसी हो तो न करें।

6. **शीतकारी प्राणायाम**-जो प्राणायाम शरीर में शीतलता अर्थात ठंढापन उत्पन्न करता है उसे शीतकारी प्राणायाम कहा जाता है।

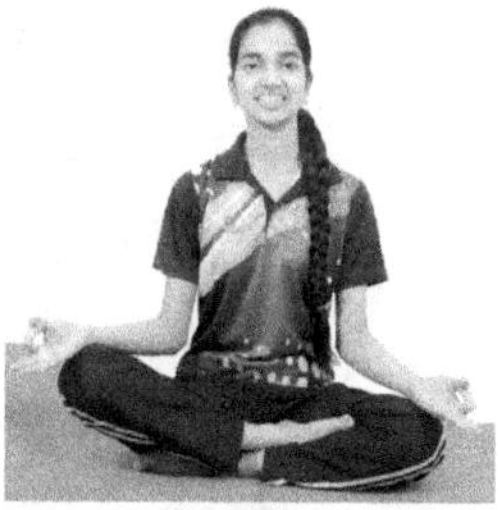

विधि-

i. किसी भी ध्यानात्मक आसन में बैठ जाएँ, शरीर ढीला, शिथिल एवं खुशी से सराबोर। ऊपर एवं नीचे के जबड़े को बंद करें और होठों को खोल कर रखें।

ii. ऊपर और नीचे के दांत एक दूसरे को दबाये हुए लम्बी-गहरी श्वास के साथ पूरक करें (श्वास भरें), मन की आँखों से देखें। कि श्वास ऊपर-नीचे दबे हुए दांतों के बीच से छनकर अंदर आ रही है। श्वास भरने के बाद जालंधर बंध लगाएं। 5 से 7 सेकंड तक रुकें, अपनी क्षमतानुसार अधिक समय भी ले सकते हैं।

iii. जब श्वास बाहर करने की इच्छा हो दाएं अंगूठे से दायीं नासिका मार्ग के द्वार को बंद करें। तत्पश्चात बायीं नासिका मार्ग से श्वास द्वारा गले का घर्षण करते हुए रेचक श्वास छोड़ें।

इस प्रकार उज्जायी प्राणायाम का उल्टा करते हुए रेचक करें।

लाभ-

- अब नींद्र, भूख, प्यास पर नियंत्रण के साथ पित्त और क्रोध का समन (नाश) होता है।
- उच्च रक्त चाप कम होने के साथ रक्त चाप संतुलित हो जाता है।
- शरीर, मन, मस्तिष्क और नाड़ी तंत्र को शीतल (ठंढा) रखता है।
- चिंता, तनाव, अवसाद को कम करता है।
- हार्मोन्स को नियंत्रित करता है।

सावधानियाँ-

- शरद ऋतु अर्थात जाड़े के मौसम में न करें।
- पुरानी बदहजमी हो तो भी न करें।
- जिनको टांसिल की समस्या हो वे भी न करें।

7. **नाड़ी शोधन (अनुलोम-विलोम, चंद्र भेदी, सूर्यभेदी) प्राणायाम-** जिस प्राणायाम को करने से संपूर्ण नाड़ी तंत्र की शुद्धि हो जाती है उसे नाड़ी शोधन प्राणायाम से जाना जाता है। यह रोग और शरीर की स्थिति के हिसाब से किया जाता है।

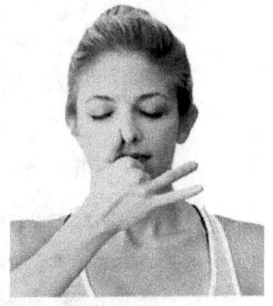

A. **अनुलोम-विलोम प्राणायाम-** खासकर यह नए साधक और जो थोड़ा असमर्थ हैं उनको इसी प्राणायाम को करना चाहिए।

विधि-

i. किसी भी ध्यानात्मक आसन में बैठ जाएँ कमर, गर्दन, रीढ़ सीधी दोनों हथेलियां घुटनों पर हथेलियों का रुख आसमान की ओर। ध्यानमुद्रा, ज्ञान मुद्रा के साथ चहरे पर प्रसन्नता के भाव, आँखें कोमलता से बंद।

ii. दाएं अंगूठे को दायी नासिका पर इस प्रकार कोमलता से रखें अर्थात दायीं नासिका को सहज रूप से बंद करें और बायीं नासिका से धीमी, लम्बी, गहरी श्वास के साथ पूरक करें और फिर बायीं नासिका को बंद करते हुए दायीं नासिका से रेचक करें। अब इसका उल्टा करें अर्थात जिस नासिका (दायीं नासिका) से रेचक किया उसी (दायीं नासिका) से पूरक करें और बायीं नासिका से रेचक करें। इस प्रकार से एक चक्र पूरा होता है। यही क्रिया 10 से 15 मिनट तक लगातार करें। किसी रोग विशेष परिस्थति में आधा-आधा घंटा तक भी किया जा सकता है।

लाभ-

- मस्तिष्क में प्रचुर मात्रा में रक्त की आपूर्ति के साथ स्मृति-शक्ति और एकाग्रता बढाने में सहायक होता है।
- नलिकाविहीन अंत- स्रावी ग्रंथियों पर इसका गहरा प्रभाव पड़ता है। ये ग्रंथियां तीव्र गति से काम करने लगती हैं।
- प्रश्नोपनिषद (3.6) के अनुसार शरीर में विद्यमान संपूर्ण नाड़ियां (72,72,10201) शुद्ध हो जाती हैं।
- वात, पित्त, कफ रुपी त्रिदोष सम हो जाते हैं।
- सभी उम्र के लोग कर सकते हैं श्वास लेने की प्रक्रिया में सुधार लाता है अर्थात श्वसन दर (respiratory rate) संतुलित हो जाता है।
- दिन में 4-5 बार कर सकते हैं।
- तीन मुख्य नाड़ियां जिनके द्वारा ऊर्जा अर्थात प्राण वायु का परिवहन होता है, शुद्ध हो जाती हैं।
- यह प्राणायाम इड़ा और पिंगला नाड़ी को संतुलित करता है और सुषुम्ना जो केंद्रीय ऊर्जा का मार्ग है, वह जागृत हो जाता है।

- समस्त विषैले पदार्थ एवं नकारात्मक ऊर्जा बाहर निकल जाती है, चिंता, तनाव, अवसाद को अवसर में बदलते हुए मन को मस्त कर देता है। मन स्थिर और शांत हो जाता है। शरीर की रोग प्रतिरोधक क्षमता बढ़ती है।

सावधानियाँ-

— जाड़े के मौसम अर्थात शरद ऋतु में कम करें।
— तीव्र अस्थमा, जुकाम, खांसी हो तो न करें।
— पुरानी कब्ज की बीमारी है या टांसिल है तो न करें।
— श्वास भरते और लेते समय अधिक ताकत का इस्तेमाल न करें।
— खाना खाने के 3, 4 घंटे के बाद ही करें तो बेहतर होता है।

विशेष-

श्वास लेने की सभी प्रक्रियाओं में प्राण ऊर्जा सूर्य नाड़ी (जमुना, पिंगला) के माध्यम से जाती है।

B. उच्चस्तरीय नाड़ी शोधन प्राणायाम-वैसे तो ऊपर दिए गए तीनों ही विधि में नाड़ियां शुद्ध होती हैं। परन्तु इस विधि में शुद्धिकरण की क्रिया अधिक प्रभावशाली होती है या उन साधकों के लिए उपयुक्त है जो कुम्भक में निपुण हैं। इसमें समस्त नाड़ियां शुद्ध हो जाती हैं।

विधि-

i. किसी भी ध्यानात्मक आसन में बैठ जाएँ।
ii. दाएं हाथ के अंगूठे से दायीं नासिका बंद करें और बायीं नासिका से पूरक करें (श्वास भरें)। अब मध्यमा अंगुली से बायीं नासिका को बंद करें और क्षमतानुसार कुम्भक करें (श्वास भरें) अर्थात आँत रिक कुम्भक। फिर दायीं नासिका से अंगूठा हटाते हुए दायीं नासिका से ही रेचक करें (श्वास छोड़ें) और फिर कुम्भक करें (अर्थात वाह्य कुम्भक)।

iii. फिर दायीं नासिका से अंगूठा हटाएँ और पूरक करें और कुंभक करें और फिर बायीं नासिका से रेचक करें और कुम्भक करें। एक चक्र पूरा हुआ।

iv. किसी भी कुम्भक की स्थिति में दोनों नासिका मार्ग को बंद कर लें।

v. पूरक, रेचक, कुम्भक का अनुपात क्या होना चाहिए निम्नवत है जिसको क्षमतानुसार घटा-बढ़ा सकते हैं।

श्वास का अनुपात-

पूरक (बायीं नासिका) 1	कुम्भक (आतंरिक) 4	रेचक (दायीं नासिका) 2	कुम्भक (बाह्य कुम्भक) 4
(दायीं नासिका) 1	(आतंरिक) 4	(बायीं नासिका) 2	(बाह्य कुम्भक) 4

सेकण्डस में:

4	16	8	16
2	8	4	8

इस प्रकार से हम 5, 10, 15 मिनट तक कर सकते हैं।

लाभ-

- हठयोग प्रदीपिका और गोरक्षा संहिता के अनुसार लगभग 72000 नाड़ियां ऐसी हैं जो ऊर्जा की श्रोत हैं। इस प्राणायाम से सभी शुद्ध हो जाती हैं। शुद्ध ऑक्सीजन शरीर में जाता है तो प्राण शक्ति बढ़ जाती है।
- मष्तिष्क में तीव्र, पर्याप्त रक्त की आपूर्ति हो जाती है एवं मन शांत रहता है।

- 72000 की 72000 नाड़ियां (प्रवाह का मार्ग) हैं जिसमें से 36000 नाड़ियां (प्रवाह का मार्ग बायीं ओर 36000 शरीर के दायीं ओर स्थित होती है जो चेतना और ऊर्जा के वितरण का कार्य करती हैं।
- विजातीय तत्व (टॉक्सिन्स) शरीर से बाहर हो जाते हैं।
  तनाव, चिंता, अवसाद से छुटकारा मिल जाता है।

सावधानियाँ-

- ब्रह्म मुहूर्त के समय सबसे अधिक लाभ होता है क्योंकि सूर्योदय के बाद केवल एक ही नाड़ी चलती है या तो इड़ा (चंद्र नाड़ी) या पिंगला (सूर्य नाड़ी)। दोनों एक साथ नहीं चलती हैं। इसी प्रकार सूर्यास्त के बाद भी केवल एक ही नाड़ी चलती है इड़ा या पिंगला।
- सूर्योदय में नाड़ी शोधन प्राणायाम करना ठीक नहीं होता है। अर्थात नाड़ी प्रवाह के प्रणाली में इस समय परिवर्तन करना ठीक नहीं होता है। इसलिए ऐसे समय का ध्यान रखें।
- इस प्राणायाम में शीघ्रता न दिखाएँ।
- श्वास क्रिया इतनी लम्बी, गहरी, धीमी हो की नाक के आगे अगर रूई रख दिया जाय तो वह हिले नहीं।

8. **भ्रामरी प्राणायाम-** भौरों या मादा मधुमक्खी की आवाज जैसा अर्थात भृङ्गनाद करते हुए जब प्राणायाम करते हैं तो इसको भ्रामरी, भृङ्गनाद, भ्रमरगुञ्जन प्राणायाम कहा जाता है।

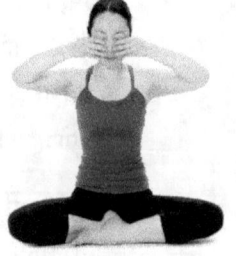

विधि-

i. ब्रह्म मुहूर्त में और शांत वातावरण में किसी भी ध्यानात्मक आसन में बैठ जाएँ। कमर, गर्दन, रीढ़ सीढ़ी, आँखें कोमलता से बंद चेहरे पर प्रसन्नता के भाव। पूरे शरीर को ढीला छोड़ते हुए मुख को हल्का सा बंद रखें। दांतों को अधिक दबाएं नहीं, ढीला छोड़ दें।

अंगुलियों की स्थिति सप्तमुखी मुद्रा में-

a. अंगूठों से दोनों कानों के उपास्थि (ढपनी) को बंद करे।

b. तर्जनी दोनों आँखों के आतंरिक कोने में।

c. मध्यमा अंगुली दोनों नाक के दरवाजे पर।

d. अनामिका ऊपरी होंठ पर।

e. कनिष्ठा (छोटी अंगुली) मुख पर।

इस प्रकार से सप्तमुखी मुद्रा या सन्मुखी मुद्रा में सातों दरवाजों को बंद करके जागरूकता को नया आयाम देते हैं।

ii. मध्यमा अंगुली को दोनों नासिका द्वार से हल्का सा हटाते हुए लम्बी-गहरी श्वास लें पूरे फेफड़ें में भर लें। और फिर दोनों नासिका मार्ग को बंद करते हुए भौरों (मधुमक्खी) की आवाज, गुंजन, जैसे कि वे मधुमक्खियां ॐ का उच्चारण कर रही हों, के साथ रेचक करें। एक चक्र इस प्रकार से पूरा होता है।

iii. इसको 10, 15, 20 बार अवश्य करें और लय अर्थात अभ्यास के बाद 5 से 10 मिनट तक भी कर सकते हैं।

लाभ-

- अनिद्रा, अवसाद, तनाव, क्रोध, उत्तेजना, सिरदर्द, माइग्रेन, साइनस से छुटकारा मिलता है।

- चिंता को चिता कहा गया है इसलिए यह प्राणायाम चिंता को समाप्त करने में राम बाण का काम करता है।
- उच्च रक्त चाप संतुलित हो जाता है।
- मस्तिष्क तीव्र गति से काम करता है जिससे बुद्धि का विकास होता है, आत्म-विश्वास प्रबल हो जाता है।
- पढ़ने वाले बच्चो के लिए, तनाव प्रबंधन के लिए, दिमाग की मजबूती के लिए फायदेमंद होता है।
- पियूष (Pituitary) और शीर्ष ग्रंथि (Pineal Gland) को उत्तेजित करता है।

सावधानियाँ-

— गुंजन करते समय मुख को बंद रखें। कान के ढपनी को अधिक दबाएं नहीं। चेहरे पर किसी तरह का दबाव न दें अंगुलियां सिर्फ स्पर्श करती रहें।

— श्वास भरते समय मध्यमा अंगुली को दोनों नाक छिद्र से हटा लें या ढीला छोड़ दें।

— सुबह-सुबह खाली पेट करें।

— लेट कर भ्रामरी प्राणायाम नहीं करना चाहिए।

— मिर्गी, सीने में अधिक दर्द तथा कान में संक्रमण हो तो नहीं करना चाहिए।

— उच्च रक्तचाप, अस्थमा, हृदय रोगी कुम्भक न करें।

— ग्लूकोमा की शिकायत है तो तर्जनी को आँखों के वजाय दोनों भौहों के अंदरूनी छोर पर या उसके ऊपर रखें।

9. **उद्‌गीथ प्राणायाम**-इसको अन्य नामों से जैसे अनाहत नांद, प्रणव ध्वनि, ओंकार का जप आदि से जाना जाता है। वैसे तो इसको ध्यान का भाग ही मान कर चलते हैं।

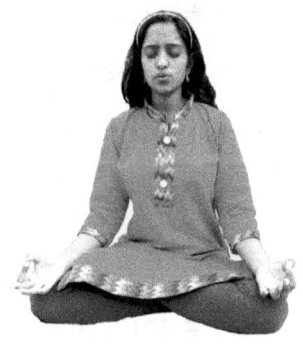

यहाँ हम उद्‌गीथ प्राणायाम का विस्तार से वर्णन करेंगे जो निम्नवत है।

लयबद्ध तरीके से गीत का रूप देते हुए ॐ का उच्चारण करते हैं। इसमें तीन अक्षरों का समावेश होता है 'अ' 'उ' 'म'। अ से शुरू करके उ से होते हुए म पर समाप्त करते हैं। ओउम अर्थात ओंकार।

जिस प्रकार से माता-पिता के संयोग से संतान की उत्पत्ति होती है उसी प्रकार परब्रह्म (शिव और शक्ति) के संयोग से ॐ की उत्पत्ति को माना गया है।

माता-पिता अर्थात दोनों के संयोग से संतान की उत्पत्ति होती है।

इसी प्रकार से परब्रह्म (शिव शक्ति) ॐ अनाहत अर्थात जो किसी टकराव से पैदा नहीं होता है बल्कि स्वयंभू है।

ॐ जिसमें तीन अक्षर शामिल हैं अ उ म जिसमें 'अ' का मतलब आकार यह ब्रह्मा का वाचक है जिसके उच्चारण द्वारा हृदय में उसका त्याग होता है।

'उ' का मतलब है ऊँकार। यह विष्णु का वाचक है जिसका त्याग कंठ में होता है।

'म' का मतलब मकार या रूद्र अर्थात शिव का वाचक है जिसका त्याग तालू के मध्य (ब्रह्मरंध्र) में होता है।

ॐ नाभि, हृदय और आज्ञा चक्र को जगाता है। यह ब्रह्मा, विष्णु और महेश का प्रतीक है।

विधि-

i. किसी भी ध्यानात्मक आसन में बैठ जाएँ।

ii. दोनों नासिका मार्ग से लम्बी-गहरी तथा धीमी श्वास दोनों फेफड़े में भरें। ध्यान को श्वासों पर केंद्रित करें।

iii. अब श्वास को धीरे-धीरे छोड़ते हुए ॐ का उच्चारण करें।

अ अर्थात ब्रह्मा से शुरू करें फिर उ अर्थात विष्णु पर जाते हुए होठों को गोलाई दें अर्थात ओम अर्थात शिव पर समाप्त करें।

इस प्रकार से 75% समय ओ (अ, उ) पर बाकी 25% समय 'म' पर दें।

iv. इस तरह से एक चक्र पूरा हुआ। कम से कम 5-7 बार अवश्य करें। अगर समय है तो कितनी भी बार कर सकते हैं।

लाभ-

- मन-मस्तिष्क शांत रहता है स्मरण शक्ति तीव्र होती है।
- चिंता, तनाव, अवसाद, उच्च रक्तचाप में लाभकारी है।
- सकारात्मक सोच के साथ एकाग्रता बढ़ जाती है।
- गर्भवती महिलाओं को अधिक लाभ मिलता है।
- समस्त नाड़ी तंत्र, रक्त संचार तंत्र प्रभावी ढंग से काम करने लगते हैं।
- कब्ज, अम्लपित्त (एसिडिटी) तथा पेट की अन्य समस्याओं से निजात मिलता है।

सावधानियाँ-

– सुबह-सुबह अर्थात ब्रह्म मुहूर्त में खाली पेट तथा शांत वातावरण में करना चाहिए।

– दृढ विश्वास और पक्के इरादे के साथ करें।

– श्वासों के पूरक व रेचक के समय पूरी लम्बाई एवं गहराई दें।

10. **प्रणव प्राणायाम अर्थात ॐ का ध्यान**–ॐ को प्रणव के नाम से जाना जाता है अगर दूसरे शब्दों में समझाएं तो शिव पुराण के

अनुसार प्रणव इस प्रकार से समझ सकते हैं। प्रणव का मतलब वैसे भगवान् विष्णु भी होता है जो विष्णु शहस्र में 409 वां नाम दिया गया है।

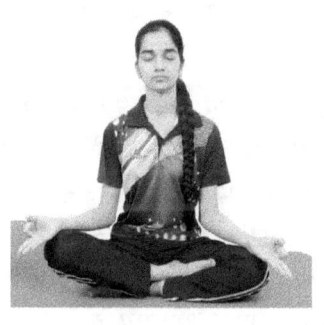

प्रणव यानी ॐ अर्थात ब्रह्मा, विष्णु, महेश ॐ में समाहित हैं।

प=प्रकृति से बने संसार रुपी सागर को पार करने वाली।

ण=यानी नाव बताया गया है।

प्रणव का एक और भाव मिलता है जो निम्नवत है।

युष्मान मोक्षम इति वा प्रणव–

- अर्थात हर भक्त को शक्ति देकर जन्म मरण के बंधन से मुक्त करनेवाला होने से यह प्रणव है।
- सभी प्राणायामों के बाद किया जाय तो अधिक लाभ मिलता है।

विधि–

i. किसी भी ध्यानात्मक आसन में बैठ जायें। कमर गर्दन रीढ़ सीधी, दोनों हथेलियां घुटनों पर। हथेलियों का रुख आसमान की ओर ज्ञान मुद्रा, ध्यान मुद्रा, आँखें कोमलता से बंद, चेहरे पर प्रसन्नता प्रसन्नता के भाव।

ii. ध्यान पूरी तरह से श्वासों पर केंद्रित करें अर्थात नाक की नोक पर केंद्रित करें। दो से तीन बार लम्बी-गहरी श्वास लें और रुक जाएं। श्वास अपने आप आएगी और जाएगी। पूरक और रेचक में किसी तरह का प्रयास नहीं होग।

iii. दृष्टा अर्थात दर्शक बनकर अपने आपको देखें।

iv. ध्यान को मूलाधार से लेकर सहस्रार चक्र तक प्रत्येक पर बारी-बारी से केंद्रित करें। ॐ के स्पंदन को सातों चक्रों पर महसूस करें।

v. फिर ध्यान को लाएं आज्ञा चक्र पर और ॐ का सूक्ष्म से सूक्ष्म आकार एक बिंदु के रूप में माथे के बीचो-बीच अनुभव करें। अर्थात मन की आँखों से देखें। जैसे चमकती हुई सूक्ष्म आभा,प्रकाश, दिव्य ज्योति दिखाई दे रही है। ॐ चमकता हुआ आकर धीरे-धीरे बढ़ता हुआ, विशाल होता हुआ अर्थात चारों तरफ ॐ ही ॐ। जैसे पूरा ब्रह्माण्ड ओममय हो गया हो।

vi. हमारे चारों तरफ एक प्रकाश पुंज, एक आभामण्डल, औरा जिसमे पूरी तरह से घिरे हुए और जिसमें परमानन्द शिव की शक्ति विद्यमान तथा तन और मन को असीम आनंद की ओर ले जाती हुई। पूरा शरीर तेज, ऊर्जावान, ओममय होता हुआ।

vii. एक और परम शक्ति के केंद्र को याद करते हुए अर्थात हर कण में भगवान् हैं इसकी कल्पना कीजिए। अपने इष्ट देवता का, अपने माता-पिता एवं गुरुओं का आह्वान कीजिए, उनका मानसिक अवलोकन कर ध्यान कीजिए।

viii. ध्यान से बाहर आते हुए आँखें बंद रहेंगी दाएं-बाएं से दोनों हथेलियों को घुटनों से हटाते हुए ऊपर से ऊपर आसमान की ओर ले जाएँ। बाजुएं दोनों कानों से सटी हों। दोनों हथेलियों का आपस में तीव्र घर्षण करें।

ix. दोनों हथेलियों को वापस आँखों पर लेकर आएं और आँखों को पूरी तरह से ढक लें। अपने अंदर असीम ऊर्जा का अनुभव करें। हथेलियों के अंदर ही आँखों को खोलें और घुप अंधेरे का अनुभव करें। फिर पूरे चेहरे पर नीचे से ऊपर हल्के हाथों से मालिश करें। हथेलियों में व्याप्त ऊर्जा को पूरे शरीर पर ले जाएँ

और मालिश करें और अनुभव करें कि शरीर पर जहाँ-जहाँ भी हथेलियां जा रही हैं, अपनी ऊर्जा से स्वस्थ कर रही हैं।

x. अंत में ॐ बोलें।

लाभ-

- शरीर की प्रत्येक कोशिका में नया जीवन तथा नयी ऊर्जा का संचार करता है।
- शारीरिक, मानसिक व आध्यात्मिक रूप से लाभ पहुँचता है।
- पाचन प्रणाली व उत्सर्जन तंत्र मजबूत होता है।
- अंतः स्रावी ग्रंथियां प्रभावी ढंग से काम करती हैं।
- रक्त संचार पूरे शरीर में तीव्र गति से होने लगता है।
- मन मस्तिष्क शांत होता है, स्मरण शक्ति बढ़ती है।
- चिंता, तनाव, अवसाद, माइग्रेन, उच्च रक्तचाप आदि से छुटकारा मिलने लगता है।

सावधानियाँ-

– ब्रह्म मुहूर्त अर्थात अमृत बेला में करना चाहिए।

– खाली पेट या खाना खाने के 4 से 5 घंटे के बाद और शौच के बाद करना चाहिए।

– शांत वातावरण और शुद्ध वायु में बैठकर किया जाना चाहिए।

– शरीर को बिल्कुल स्थिर रखना चाहिए।

– शुरू-शरू में किसी योग गुरु के सानिध्य में करना चाहिए।

दैनिक योग के अंत में क्रियाएँ

योग के समापन के अंतर्गत अंत:करण को आह्लादित करने वाली, ऊर्जा से ओतप्रोत करनेवाली, शरीर में रग-रग में खुशी की छाप छोड़ने वाली क्रियाओं का अपना विशेष महत्व है। ये क्रियाएं हैं सिंघासन, हास्या. सन, तालीवादन।

1. **सिंघासन (Lion Pose)**-यह भी हठ-योग का ही भाग है लेकिन आधुनिक योग प्रणाली में इसको योग के समापन के बाद अभ्यास के रूप में लिया जाता है इसको हम विभिन्न प्रकार से कर सकते हैं। लेकिन यहाँ हम विशेष एवं प्रभावी सिंघासन की बात करेंगे।

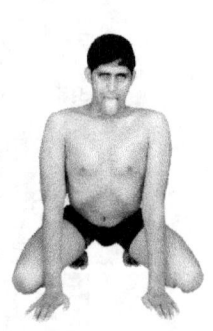

विधि-

   i. पद्मासन में बैठ जाएँ कमर, गर्दन, रीढ़ सीध।

   ii. दोनों हाथों को जमीन पर टिकाते हुए पद्मासन की स्थिति को बरकरार रखते हुए घुटनों के बल आगे झुक जाएँ। हथेलियों का रुख अंदर की ओर, परन्तु दोनों घुटनों के बीच में कोहनी सीधी।

   iii. चेहरा सामने सीधा, निगाहें आसमान की ओर, जिह्वा बाहर से बाहर।

   iv. श्वास भरें और आवाज अर्थात सिंह गर्जना करते हुए, दहाड़ते हुए गले के घर्षण के साथ पेट को अंदर से अंदर रीढ़ से सटा दें जैसे नाभि रीढ़ से लग गयी हो।

   v. 30, 30 सेकंड या एक-एक मिनट के अंतराल के बाद कम से कम तीन बार अवश्य सिंह गर्जना करें।

अद्भुत लाभ (Amazing Benefits)–गले से सम्बंधित समस्या जैसे टांसिल, खरास आदि से छुटकारा मिलता है।

- मुख से दुर्गन्ध की समस्या समाप्त हो जाती है।
- चेहरे हुए आंखों में चमक के साथ-साथ चेहरे की मांसपेशियों में मजबूती आती है झुर्रियां खत्म होने लगती हैं।
- हकलाने, तुतलाने की समस्या का समाधान हो जाता है।

  यह आसन तीनों महत्वपूर्ण बंधों को प्रभावित व क्रियाशील करता है अर्थात ये बंध स्वत: ही इस आसन में लग जाते हैं।

- गुर्दा, जिगर, (यकृत), पेट (आंतें), प्लीहा (फेफड़ा) पूरी तरह से साफ होकर प्रभावी ढंग से काम करने लगते हैं।
- थाइरायड ग्रंथि पर प्रभाव से थाइराइड संतुलित हो जाता है।
- श्वसन तंत्र, श्वर तंत्र (Vocal Card) शुद्ध रूप से तीव्र गति से कार्य करने लगते हैं।
- घेरण्ड संहिता के अनुसार नकारात्मक ऊर्जा को नष्ट करने के साथ-साथ बहुत सारी बीमारियों को भी नष्ट करता है।
- रक्त संचार में सुधार लाता है।

  विशेष रूप से मणिपुर जो ऊर्जा का केंद्र माना जाता है, उसको प्रभावित करता है।

सावधानियाँ-

– यदि नये साधक हैं तो शुरू-शुरू में योग्य योग गुरु की देख-रेख में करें।
– गर्जना करते समय क्षमता से अधिक ताकत का स्तेमाल न करें।
– यदि कलाई कमजोर है अथवा कोई चोट लगी है तो इसमें बताई गई अन्य विधि का सहारा लें।

– यदि घुटनों में कोई समस्या है तो कुर्सी पर बैठकर सिंह गर्जना करें।
– गले में संक्रमण या दर्द, पीठ में दर्द या कोई गंभीर चोट है तो ठीक होने के बाद चिकित्सक की सलाह के बाद ही करें।

2. **हास्यासन या हास्य योग**-महान क्रिया हँसी। इसकी गिनती सूक्ष्म योगासनों में होती है। हास्यासन अपने आप में बहुत बड़ी थेरेपी है। दूसरे शब्दों में कहें तो यह सूक्ष्म योग का बेताज बादशाह है।

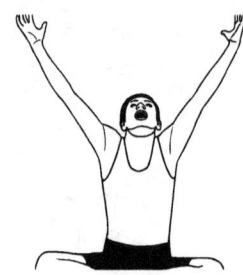

विधि-

i. किसी भी ध्यानात्मक आसन में बैठ जाएँ, आँखें कोमलता से बंद या खुली रखें।

ii. मन की आँखों से अपने अंदर मंद-मंद मुस्कान का अनुभव करें और तीव्र गति के साथ अंदर ही अंदर खिलखिलाएं जैसे हँसी बाहर आना चाहती है लेकिन आप उसका उजागर नहीं होने देना चाहते हैं बल्कि बाहर आने से रोक रहे हैं। नाभि, पेट और चेहरे पर बल का अनुभव करें जैसे हँसते-हँसते पेट दर्द करने लगा हो।

iii. फिर दोनों मुट्ठियों को भींचते हुए दोनों हाथों को दाएं-बाएं से ऊपर की तरफ ले जाएँ और जोर की हसी अट्टहास करें हा हा हा लगातार जितनी देर तक चाहे, करें। हँसते-हँसते लोटपोट करें, घुटनों को पेट से लगा दें और बच्चों की तरह हाथ-पैर हिलाते और पटकते हुए खूब जोर-जोर से हँसें लेकिन क्षमता का ध्यान अवश्य रखें। कम से कम 30-60 सेकंड तक खुलकर जरूर हँसें।

iv. फिर धीरे-धीरे से हा हा हा, ही ही ही, हु हु हु गुनगुनाने जैसी हँसी करते हुए वापस आएं और कुछ देर तक शांत बैठ जाएँ।

v. कम से कम 3-5 बार अवश्य करें।

लाभ-

- समस्त नाड़ी तंत्र, श्वसन तंत्र, रक्त संचार तंत्र, अस्थि या कंकाल तंत्र, अन्तः स्रावी ग्रंथियां प्रत्येक कोशिका में ऊर्जा का संचार हो जाता है।
- मस्तिष्क में रक्त का संचार तीव्र हो जाता है जिससे तनाव, अवसाद, चिंता आदि से छुटकारा मिल जाता है और दिमाग तीव्र गति से काम करने लगता है।
- मन प्रफुल्लित होता है जिसके फलस्वरूप नकारात्मक ऊर्जा, विचार दूर होने लगते हैं।
- शरीर से विषैले तत्व हँसी में तिनके की भाँति उड़ जाते हैं।
- पूरे शरीर के लिए प्रभावी आसन है। शरीर की प्रत्येक कोशिका प्रभावित होती है अर्थात पुष्प की भांति खिल उठती है। रक्तकोष बढ़ जाता है।

3. **तालीवादन या करतल ध्वनि-**

   विधि-

   i. दोनों हथेली आमने-सामने पूरी हथेली को आमने-सामने रखते हुए तालीवादन करते हैं जिससे शरीर में ऊर्जा के मार्ग में पड़ने वाले बिंदु पर प्रहार, पहले धीरे-धीरे फिर तीव्र गति से तालीवादन करें।

   ii. **हथेली के पृष्ठ भाग से तालीवादन-**हथेली के पृष्ठ भाग से उल्टा करके आपस में तालीवादन।

   iii. **उंगलियों के खांचों का तालीवादन-**हाथ की उंगलियों के खांचों से खांचों का तालीवादन करते हैं।

   iv. **मुक्का या मुट्ठी तालीवादन-** मुट्ठी बंद करके मुट्ठी के आगे-पीछे के भाग पर प्रहार करते हैं।

v. **अंगुलियों के छोर से तालीवादन**-दोनों हाथों की अंगुलियों के छोर की आपस में तालीवादन।

vi. **पार्श्व हथेली तालीवादन**-हथेलियों के अगल-बगल के भाग का आपस में तालीवादन करते हैं।

vii. **नाखूनों का तालीवादन**-नाखूनों को आमने-सामने से आपस में बजाते हैं।

viii. **एक हस्त तालीवादन**-इसमें एक हाथ स्थिर रहता है दूसरे हाथ की हथेली से, एक उंगली से, दो उंगली से, तीन, चार और समूह की पांचों उंगलियों से प्रहार करते हैं।

ix. **आतंरिक एवं वाह्य कलाइयों का तालीवादन**-कलाईयों को आपस में आगे और पीछे से कलाई वादन करते हैं।

विशेष-

तालीवादन यदि सरसों, नारियल, जैतून, अलसी का तेल लगाकर किया जाय तो परिणाम बेहतर होंगे।

लाभ-

- तालीवादन की प्रक्रिया में दोनों हाथों को मिलाकर बहुत सारे लगभग 70 से अधिक एक्यूप्रेशर के बिंदु प्रभावित होते हैं जिससे बहुत सारी बीमारियों में फायदा मिलता है।
- खासकर दिल, फेफड़ा, जोड़ों का दर्द, अस्थमा, धमनियों, शिराओं को बिशुद्ध रूप से स्वस्थ करता है जैसे रक्त धमनियों को बुरे कोलेस्ट्रॉल से छुटकारा मिलता है।
- नियमित तालीवादन से विभिन्न अंगों में रक्त का प्रवाह तीव्र हो जाता है।
- विद्यार्थियों के मस्तिष्क की कार्यक्षमता बढ़ जाती है और लिखावट भी अच्छी हो जाती है।

- श्वेत रक्त कोशिकाओं को अधिक बल मिलता है जिससे रोग प्रतिरोधक क्षमता बढ़ जाती है।
- पाचन प्रणाली तीव्र होती है।
- तनाव, अवसाद, अनिद्रा, मधुमेह, आंखों तथा बालों की समस्या पुराने से पुराना आधे सिर का दर्द (अधकपारी Migraine) को दूर भगाता है।
- तालीवादन हथेली में स्थित तंत्रिका तंत्र वाला एक अंग (Receptors) जो उत्तेजन का जबाब देते हैं को क्रियाशील करता है और जो मस्तिष्क के बहुत सारे भाग को प्रभावित करता है। रिसेप्टर्स त्वचा, विसरा, आँख, नाक और मुख में होता है।
- सुबह-सुबह 10-20 मिनट तालीवादन अवश्य करें, विशिष्ट लाभ होगा।

4. **शांति पाठ**-तीन बार ॐ का उच्चारण करने के बाद शांति पाठ इस प्रकार से करें।

ॐ द्यौः शान्तिरन्तरिक्षँ शान्तिः,

पृथ्वी शान्तिरापः शान्तिरोषधयः शान्तिः।

वनस्पतयः शान्तिर्विश्वे देवाः शान्तिर्ब्रह्म शान्तिः,

सर्वँ शान्तिः, शान्तिरेव शान्तिः, सा मा शान्तिरेधि ॐ

ॐ शान्तिः शान्तिः शान्तिः।।

युवा बने रहने के लिए विशिष्ट एकादश संकल्प क्रिया

इन ग्यारह क्रियाओं को करते हैं।

1. **पृथ्वी नमन**-सुबह-सुबह उठते ही पृथ्वी माता को प्रणाम करें।
2. गर्म भोजन एवं गर्म पानी पीना।
3. हथेलियों का आपस में घर्षण।
4. एक्यूप्रेशर बिंदु पर दबाव एवं शारीरिक शोधन या सेवा
5. ग्रीवा शक्ति संचालन क्रिया (Neck Movement)
6. अपान वायु मुद्रा या मृत संजीवनी मुद्रा लगाएं।
7. चेतन शक्ति क्रिया
8. **अष्टम शक्ति**-ब्राह्मण वाणी या महाकाल क्रिया जिसे हम जानते हैं कि दोनों अंगूठे पर मस्तिष्क के एक्यूप्रेशर के बिंदु होते हैं। दोनों अंगूठे को गले के दोनों तरफ ठुड्ढी से लगभग एक इंच नीचे की तरफ लगाएं और दोनों हथेलियों को मिलाएं और ब्राह्मणवाणी की आवाज निकालते हुए दोनों हथेलियों से तालीवादन करें। साथ में जिह्वा के सहारे हु डु डु डु की आवाज निकालेंगे अंगूठा गले पर लगा रहेगा। समय क्षमतानुसार 1-2-3-5 मिनट तक कर सकते हैं। इससे शरीर की शक्ति बढ़ती है।
9. नाभि चक्र की जाँच
10. तैरना और ताजी हवा लेना
11. निरंतर प्राणायाम एवं ध्यान

रोग के निवारण में मददगार बिंदु दाब या सुई दाब चिकित्सा (Acupressure)

यह इलाज का एक ऐसा तरीका है जो कि छ: हजार साल पुरानी चिकित्सा की प्रणाली है जो भारत की ही है लेकिन इसको चीन वाले ले गए और अपना लिया। यह चीनी चिकित्सा पद्धति के नाम से जाना जाता है। यह इस विचारधारा पर आधारित है कि प्राण ऊर्जा (Vital Life Energy) एक निश्चित ऊर्जा के मार्ग, नलिका, रेखाओं (Meridians) से होकर गुजरता है, इन मार्ग, नलिका, रेखाओं पर आये हुए ऊर्जा के बिंदु को ही ऊर्जा के मार्ग का बिंदु कहा जाता है।

इसमें शरीर पर ऊर्जा के मार्ग पर निश्चित किये गए महत्वपूर्ण बिंदुओं पर हाथ के अंगूठे या यन्त्र जिसको जिमी कहते हैं उससे दबाव देकर रोग को ठीक किया जाता है, अर्थात निकाल दिया जाता है, रोग मुक्त किया जाता है। इस प्रणाली या पद्धति को ही एक्यूप्रेशर कहा जाता है।

ऊर्जा का मार्ग (Meridians)-प्राण ऊर्जा के मार्ग (वह नाड़ी जो भौतिक रूप में नहीं है) से होकर गुजरता है।

भारतीय योग पद्धति में इसको नाड़ी कहा गया है।

चीनी प्रथा में 'प्राण' (Vital Life Force) अर्थात 'की' कहा गया है। जो जिंगालुओं अर्थात नाड़ी से होकर गुजरता है। जिंगालु सन्देश का चीनी दवा की पद्धति में सन्देश का मुख्य मार्ग है जो शरीर में ऊर्जा का वितरणकर्ता है।

चीनी दवा की पद्धति TCM (Traditional Chinese Medicine) DAOIST पद्धति पर आधारित है।

चीनी एक्यूप्रेशर दवा की पद्धति में कुल-

- 12 मुख्य ऊर्जा के मार्ग (Main Meridians)
- 7 मामूली ऊर्जा के मार्ग (Minor Meridians)
- और बाकी संपार्श्विक (Collaterals)

जबकि योग में कुल तीन ही नाड़ियां होती हैं बाकी सभी सहायक होती हैं और जो चक्र होते हैं वे मुख्य ऊर्जा के बिंदु माने गए हैं।

यहाँ पर हम एक्यूप्रेशर की बात करते हैं चीनी दवा के प्रारूप में (In Chinese Medicine Model) 12 मुख्य ऊर्जा के मार्ग होते हैं।

जिसमें से छः वैसे पांच (क्योंकि हार्ट और पेरिकार्डियम को एक माना जाता है) यिन अंग ऊर्जा के मार्ग होते हैं और हम यह भी जानते हैं कि यिन अंग ठोस होते हैं। ये अंग हैं-

(1) हृदय (2) हृदयवरण (पेरीकार्डियम) (3) प्लीहा (स्प्लीन) (4) फेफड़े (लंग्स) (5)यकृत (लिवर) (6) गुर्दा (किडनी)

इनका मुख्य कार्य है हमारी ऊर्जा और जलतत्व अर्थात तरल पदार्थ को एकत्रित करना।

और छः यांग अंग होते हैं जो उथले (Hollow) होते हैं जिनका काम है इकट्ठा न करके परिवर्तित (Transformation), पचाना और अशुद्धता को बाहर करना अर्थात ये अंग भोजन को ग्रहण करते हैं और आगे बढ़ा देते हैं। अर्थात जो सार तत्व है उसको रख लो बाकी थोथा (बेकार चीज को बाहर करो। अर्थात सकारात्मक ऊर्जा को ग्रहण कर नकारात्मक ऊर्जा को बाहर कर देते हैं।

ये अंग हैं-

(1) पेट (अमाशय), (2) छोटी आँत, (3) बड़ी आँत, (4)मूत्राशय, (5) पित्ताशय (Gall Bladder), (6) त्रिअग्नि (Triple Warmer)

विभिन्न प्रकार के रोग निवारण हेतु आसन, प्राणायाम एवं हस्त मुद्राएँ

1. **मधुमेह रोग (Diabetes)-**

   A. आसन-

   (i) मंडूक आसन (ii) वक्रासन (iii) गोमुख आसन (iv) अर्धमत्स्येन्द्र आसन (v) हलासन (vi) मयूरासन (Peacock Pose) (vii) पश्चिमोत्तासन (Seated Forward Bend Pose) (viii) शलभासन (ix) उत्तानपादासन (x) धनुरासन: पैंक्रियाज एवं बड़ी आँत को क्रियाशील करता है।

   B. प्राणायाम-
   i. भस्त्रिका
   ii. कपालभाति 15-30 मिनट
   iii. उज्जायी प्राणायाम
   iv. अनुलोम-विलोम 20-40 मिनट
   v. ध्यान (Meditation)

   विशेष-
   खाना खाने के तुरंत बाद पेशाब अवश्य करना चाहिए। इससे मधुमेह की सम्भावना कम हो जाती है।

   C. हस्त मुद्रा-
   i. लिंग मुद्रा-मधुमेह एवं वजन को नियंत्रित करता है। खाली पेट 20 मिनट से 30 मिनट तक कर सकते हैं।

2. **उच्च रक्त चाप और तनाव-**

   A. **आसन**-भुजंगासन, सेतुबंधासन या कंधरासन, मकरासन, नावासन, वज्रासन, पश्चिमोत्तासन, शिशु आसन या बलासन

   B. **प्राणायाम-**

   i. भस्त्रिका: मंद गति ढाई से तीन सेकंड में श्वास भरना और छोड़ना: ल्म से कम 3 मिनट।

   ii. कपालभाति: 15-30 मिनट मंद गति से अर्थात 2 सेकंड में एक स्ट्रोक या प्रहार।

   iii. अनुलोम-विलोम:15 मिनट

   iv. चंद्र भेदी प्राणायाम

   v. भ्रामरी प्राणायाम अर्थात भृङ्गनाद-भ्रमर गुंजन, मादा मधुमक्खी की आवाज समय 9 बार

   vi. उद्गीथ प्राणायाम या प्रणव ध्वनि समय 9 बार

   vii. प्रणव प्राणायाम अर्थात ध्यान समय: 5 मिनट

   viii. शीतकारी प्राणायाम

   C. **हस्त मुद्रा**

   i. प्राण मुद्रा-कनिष्ठा, अनामिका और अंगूठा को मिलाकर

   ii. अपान वायु मुद्रा-मध्यमा, कनिष्ठा अंगुली और अंगूठा मिलाएं तथा तर्जनी को अंगूठे के नीचे दबाकर रखें।

   iii. व्यान मुद्रा

   iv. आकाश मुद्रा

   v. सूर्य मुद्रा

   vi. ज्ञान मुद्रा (चिन्मय मुद्रा)

   vii. आहार- शहद, नारियल पानी, लहसुन, अनार, अनानास।

विभिन्न प्रकार के रोग निवारण हेतु आसन, प्राणायाम एवं हस्त मुद्राएँ

3. **निम्न रक्त चाप**-

   A. **आसन**-मत्स्यासन, सर्वांगासन, पवनमुक्तासन, धनुरासन, उत्थिता पार्श्वकोणासन, पर्वतासन, हलासन, वक्रासन, उष्ट्रासन, पश्चिमोत्तासन, मरीचासन, सूर्य नमस्कार, सालंभ शीर्षासन

   B. **प्राणायाम**-

   C. **हस्त मुद्रा**-प्राणायाम के समय और अलग से भी कर सकते हैं।

      i. मुट्ठी मुद्रा-कम से कम 5 मिनट तक रोक करके रखें। और 3-4 बार करें और सामर्थ्य है तो 15-20 मिनट तक करें।

      ii. लिंग मुद्रा

4. **हृदय रोग**-

   A. **आसन**-अधोमुख श्वानासन, मर्जरी आसन, उत्कटासन, वीर भद्रासन, त्रिकोणासन, वृक्षासन, पवनमुक्तासन, शवासन

   B. **प्राणायाम**-भस्त्रिका प्रणायाम, कपालभाति प्राणायाम, अनुलोम-विलोम प्राणायाम

   (1) भ्रामरी (2) उद्गीथ प्राणायाम (3) प्रणव प्राणायाम

   C. **हस्त मुद्रा**-अपान वायु मुद्रा या मृत संजीवनी मुद्रा

   (1) प्राण मुद्रा (2) सूर्य मुद्रा (3) लिंग मुद्रा (4) गणेश मुद्रा

5. **गल ग्रंथि (थाइरायड)**-यह ग्रंथि चयापचय (मेटाबॉलिज्म) को नियंत्रित करती है अर्थात जो हम खाते हैं उसको ऊर्जा में परिवर्तित करती है।

   A. **आसन**-सर्वांगासन (सबसे अच्छा), मत्स्यासन, विपरीतकरनी, हलासन, सूर्य नमस्कार, सिंघासन।

   इससे सलाइवरी ग्रंथि मजबूत होती है।

   धनुरासन, उष्ट्रासन, जानू शिरासन, शवासन

B. **प्राणायाम**-उज्जायी प्राणायाम-निम्न रक्तचाप वाले कम करें या न करें।

(1) कपालभाति (2) नाड़ीशोधन (3) ध्यान (मेडिटेशन)

C. **मुद्रा**-

  i. **शरीर की मुद्रा**-ब्रह्म मुद्रा में वज्रासन में बैठ कर गर्दन ऊपर से नीचे 10-12 बार, दाएं-बाएं 10-10 बार, घड़ीनुमा और विपरीत घड़ीनुमा 10-10 बार।

  ii. **हस्त मुद्रा**-शून्य मुद्रा, प्राण मुद्रा, प्राण मुद्रा और पृथ्वी मुद्रा (Hypothyroidism के मामले में), वायु मुद्रा

6. **कटिस्नायुशूल (साइटिका)-**

   A. **आसन**-अर्ध चंद्रासन, शलभासन, अधोमुख श्वानासन, सेतुबंध या कंधरासन, गोमुख आसन, उत्थित पार्श्वकोणासन, भुजंगासन, अपानसन

   B. **प्राणायाम**-नाड़ी शोधन प्राणायाम, कुम्भक वाले प्राणायाम

   C. **हस्त मुद्रा**-वायु मुद्रा, प्राण मुद्रा

7. **अपस्फीत शिरा (वेरिकोज वेन्स)-**यह वह नस है जो हृदय की तरफ रक्त लेकर जाती है। अर्थात वे शिराएं हैं जो ऊतकों से रक्त को हृदय की ओर ले जाती हैं और वह भी गुरुत्वाकर्षण के विपरीत। जब वेरिकोज की समस्या होती है, इन नसों में अवरोध उत्पन्न होने लगता है।

   A. **आसन**-गोमुख आसन, शीर्षासन, सर्वांगासन, ताड़ासन, मत्स्यासन, नावासन, पादहस्तासन, चक्रिकासन, ढुलान-लुढ़कन आसन

   नोट-हृदय, उच्च रक्त चाप, हाइपर्टेंशन है तो ऐसे रोगी शीर्षासन और सर्वांगासन न करें।

विभिन्न प्रकार के रोग निवारण हेतु आसन, प्राणायाम एवं हस्त मुद्राएँ

B. प्राणायाम-स्थायी इलाज के लिए: कपाल भाति, अनुलोम विलोम 20-30 मिनट अवश्य करें।

    i. बाकी प्राणायाम भी कर सकते हैं।

C. हस्त मुद्रा-पृथ्वी मुद्रा, अपान वायु मुद्रा, अपान मुद्रा, रूद्र मुद्रा, वायु मुद्रा।

D. भोजन-जिस भोजन में पोटैशियम ज्यादा हो जैसे बादाम, पिस्ता, आलू, पत्तेदार सब्जियां, मसूर की दाल, सफेद बीन्स।

(विटामिन-ए युक्त गाजर और शलजम घाव भरने के काम आते हैं)

सावधानियाँ-

— ऐंड़ी वाले जूते एवं चप्पल न पहनें, ज्यादा कसे हुए कपडे न पहनें।
— सोते समय पैरों को सिर के स्तर से थोड़ा सा ऊपर रखें, पैरों को क्रॉस करके न बैठें।
— आइसक्रीम न खाएं, नमक और चीनी कम लें।

8. कब्ज (Constipation)-दोनों नासिका से पूरे पेट में श्वास भरना, कुम्भक करना और फिर धीरे-धीरे बाहर करना।

A. आसन-मयूरासन, अर्धमत्स्येन्द्रासन, पवनमुक्तासन, हलासन, मंडूकासन, वज्रासन, भुजंगासन, धनुरासन, शलभासन, ताड़ासन, तिर्यक ताड़ासन, उदराकर्षण आसन

सर्पासन-धड़ और पैर दोनों एक साथ उठाकर पेट से श्वास भरकर सांप की भाँति दाएं-बाएं दोलन क्रिया करें। बीच में जाएँ तो श्वास भरें और बगल में जाएँ तो श्वास छोड़ दें।

विशेष-

    i. खाना हमेशा दाएं श्वर से खाएं।

    ii. खाने के बाद पेशाब अवश्य करें और बायीं करवट लेट जाएँ।

    iii. 500 कदम पैदल अवश्य चलें

    iv. खाली पेट नौलि क्रिया करें तथा उड्डियान बांध और मूल बंध भी लगाएं।

B. प्राणायाम-

    i. कपालभाति, अग्निसार क्रिया

    ii. तीव्र कब्ज़ कि स्थिति में उपरोक्त दोनों क्रिया न करें या डॉक्टर की सलाह के बाद ही करें।

    iii. उज्जायी प्राणायाम, अनुलोम-विलोम प्राणायाम, भस्त्रिका

C. हस्त मुद्रा-

    i. वायु मुद्रा, सूर्य मुद्रा, अपान मुद्रा, अश्वनी मुद्रा

9. **चमड़ी के नीचे की गाँठ (Lipoma or Lump)**—दर्द एवं हानि रहित वसा कोशिकाओं का जमाव

A. आसन-

    i. सेतुबंध या कंधरासन, उत्तानासन, सुप्त वीरासन

    ii. पार्श्व वीरासन, सूर्य नमस्कार, पाद हस्तासन

    iii. गोमुख आसन, मत्स्यासन, कुर्सी आसन

    iv. धनुरासन, भुजंगासन, जानू शिरासन

विशेष-शरीर को विषहीन करने के लिए सठ्कर्म क्रिया करनी चाहिए।

B. प्राणायाम-

    i. कपालभाति 15-30 मिनट तक करना चाहिए।

    ii. अनुलोम-विलोम प्राणायाम

विभिन्न प्रकार के रोग निवारण हेतु आसन, प्राणायाम एवं हस्त मुद्राएँ

C. हस्त मुद्रा-
  i. **कश्यप मुद्रा**-यह मुद्रा नकारात्मक ऊर्जा को खत्म करती है।
  ii. सूर्य मुद्रा, ज्ञान मुद्रा, ध्यान मुद्रा

D. आयुर्वेद-
  i. **चूना**-कनक (गेहूं) के दाने बराबर चूना दही, दाल, खिचड़ी में मिलाकर रोज खाने से इस समस्या का समाधान होने लगता है।
  ii. **सावधानी**-ध्यान रखें दूध में चूना डालकर नहीं खाना है।
  iii. सबह-सुबह गोमूत्र का अर्क पीयें।
  iv. वृद्धि वाटिका वटी और कचनार गुग्गुल लें।
  v. शिला सिंदूर लें।

10. **वात, पित्त, कफ**-इनका सम (बराबर) होना जरूरी है। नाड़ी की चाल से वात, पित्त, कफ का पता चलता है।

निदान के उपाय-

A. आसन-योग मुद्रासन, बद्धकोणासन, मंडूकासन, मर्कटासन, उष्ट्रासन, उत्तानपादासन, शशकासन, भुजंगासन, सर्पासन

अंत में सूक्ष्म व्यायाम-वात रोग में सूक्ष्म व्यायाम रामवाण का काम करता है। साथ ही साथ पित्त और कफ में भी प्रभावशाली होता है।

B. प्राणायाम-कपालभाति 10-15 मिनट सामर्थ्य एवं सावधानी के साथ 5-5 मिनट के अंतराल पर 10-15 सेकंड थोड़ा आराम करके कर सकते हैं।

भस्त्रिका-तीव्र गति से करना है लेकिंन जिनको गंभीर बीमारी हृदय, फेफड़ा, उच्च रक्त चाप है बिल्कुल मंद गति।

उज्जायी प्राणायाम, अनुलोम-विलोम प्राणायाम।

भ्रामरी प्राणायाम, उद्गीथ प्राणायाम, नाड़ी शोधन प्राणायाम

शीतली और शीतकारी प्राणायाम

C. हस्त मुद्रा-

i. **सामान मुद्रा (पांच तत्व मुद्रा)**-इसमें पाँचों के उंगलियों के छोर (टिप) को आपस में मिला देते हैं तो समन मुद्रा बनती है। इसमें पांच तत्व का समावेश होता है। वात, पित्त, कफ तीनो के लिए लाभप्रद है।

ii. **प्राण मुद्रा (शक्ति मुद्रा)**-यह कफ और पित्त दोनों के लिए लाभप्रद है।

11. प्रजनन संस्थान या तंत्र (Reproductive System)–

A. आसन-

i. **महिलाओं के लिए**-पश्चिमोत्तासन (Seated Forward Bend Pose) अंडाशय और गर्भाशय को पुनर्जीवित (Vitalize or Re-energize): सर्वांगासन, विपरीतकरणी, जानुशिरासन, पाद हस्तासन, भुजंगासन, बद्धकोणासन, सेतुबंधासन, सुप्त बद्धकोणासन, मर्जरी आसन या बिल्ली आसन, वज्रासन में शशकासन, पूर्ण मत्स्येन्द्रासन

ii. **पुरुषों के लिए**-कुर्सी आसन या उत्कटासन (विशाल या उग्र आसन): नावासन, अधोमुख श्वानासन, सर्वांगासन, सेतु बंधासन, भुजंगासन, ब्रह्मचर्य आसन, हलासन, शीर्षासन, पाद हस्तासन

विभिन्न प्रकार के रोग निवारण हेतु आसन, प्राणायाम एवं हस्त मुद्राएँ

B. **प्राणायाम**-कपालभाति प्राणायाम, उज्जायी प्राणायाम, भ्रामरी प्राणायाम, नाड़ी शोधन प्राणायाम

C. **हस्त मुद्रा**-
   i. **योनि मुद्रा**-रुकी हुई ऊर्जा को श्रोणि (पेल्विक) क्षेत्र में लेकर जाता है।
   ii. पुरुषों की प्रजनन क्षमता के लिए (For Female Fertility)

12. **रोग प्रतिरोधक क्षमता या मजबूत रोग प्रतिरोधक क्षमता**-मौसमी एलर्जी यह दिखाती है की रोग प्रतिरोधक क्षमता असंतुलित है।

सुप्त वज्रासन, हस्तोत्तान आसन, वीर भद्रासन, उत्तानासन (Plank Pose), अर्ध मत्स्येन्द्रासन, अधोमुख श्वानासन, वृक्षासन, गरुणासन, धनुरासन, उष्ट्रासन, बद्धकोणासन, गोमुख आसन, नावासन, हलासन, सर्वांगासन, शीर्षासन, कंधरासन या सेतुबंधासन

शवासन 5 मिनट तक करें।

A. **हस्त मुद्रा**-
   i. पृथ्वी मुद्रा
   ii. **शक्ति मुद्रा**-दोनों हाथों की कनिष्ठा एवं अनामिका विपरीत दिशा से एक दूसरे के छोर (टिप) को स्पर्श करेंगी जबकि अंगूठे को तर्जनी एवं मध्यमा अपने अंदर दबाकर रखेगी।
   iii. **लिंग मुद्रा**-यह मुद्रा फेफड़े से सम्बंधित ऊर्जा के मार्ग को क्रियाशील करता है।
   iv. **प्राण मुद्रा**-बीमारियों, संक्रमण और रोगाणु (रोग जनक अर्थात Pathogens) के विरुद्ध लड़ता है।

B. **स्पंदन क्रिया या स्पंदन व्यायाम**– जब हम मांपेशियों को स्पंदित करते हैं (चलाना, हिलाना) तो जो लसिका द्रव (Lymph

Fluid) है वह पूरे शरीर में जाता है क्योंकि लसिका प्रणाली में किसी प्रकार का स्पंदन (पम्पिंग) करने वाली व्यवस्था नहीं होती है जो दबाव के द्वारा पूरे शरीर में लसिका द्रव को ले जा सके।

यहाँ पर हम विभिन्न प्रकार की स्पंदन की क्रिया को शरीर के विभिन्न अंगों से सम्बद्ध करेंगे जिससे लसिका द्रव का प्रवाह तीव्र गति से पूरे शरीर में विचरण कर सके।

विधि-

i. **कानों का स्पंदन**—इस क्रिया में हम कान के लर या लटकते हुए भाग को दबाते हुए नीचे खींचतें हैं एवं कान की चक्रिका (Cycling) क्रिया करतेहैं पहले सीढ़ी दिशा में फिर उल्टी दिशा में 5-5 बार दोनों तरफ से करते हैं।

ii. **गर्दन का संचालन तथा चेहरे एवं गर्दन की मालिश**— आँख के नीचे, कान के पीछे, गर्दन मे, निचले जबड़े के बेस में लसिका गांठे होती हैं जो इस सूक्ष्म व्यायाम से क्रियाशील हो जाती हैं।

iii. **कंधे का स्पंदन**—कुछ सहायक लसिका गांठे भी होती हैं जो कांख में होती हैं। लम्बी श्वास भरते हुए कंधे को कान तक ले जाएँ और फिर श्वास बाहर कर दें और बाहर ही रोक दें। वाह्य कुम्भक करते हुए कंधे को ऊपर-नीचे 5-11 बार चलाएं जब तक क्षमतानुसार श्वास बाहर रोक सकें।

iv. **डायफ्राम, पंजर स्पंदन क्रिया या भस्त्रिका**—निम्न दो क्रिया एवं प्राणायाम से इसका प्रभाव ज्यादा होता है।

- कपालभाति-15-20 बार एक श्वास में 4 राउंड करें अर्थात 60-70 स्ट्रोक (प्रहार)
- ढाई से 3 मिनट तक भस्त्रिका करें।

विभिन्न प्रकार के रोग निवारण हेतु आसन, प्राणायाम एवं हस्त मुद्राएँ

v. **पेट का स्पंदन**–अग्निसार क्रिया या नौलि क्रिया करके यहाँ के लसिका गांठों (जिसमें वाइट ब्लड सेल्स बनती हैं) को क्रियाशील किया जाता है।

vi. **जंघामूल**-पैर और धड़ के मिलान स्थान का स्पंदन-इसको बद्धकोणासन, तितली आसन या सुप्त बद्धकोणासन, एक पाद वृताकार आसन की स्थिति कह सकते हैं जिसके द्वारा जांघों को स्पंदित करके लसिका ग्रंथि को क्रियाशील किया जाता है।

vii. **पैर की पिंडलियों का स्पंदन**–डायफ्राम से ऊपर के अंगों से अशुद्ध और ऑक्सीजन रहित रक्त (Deoxinated Blood) जो है वह गुरुत्वाकषण (Gravity) की वजह से हृदय में वापस जाता है चूँकि नीचे की तरफ फ्लो बन जाता है।

13. **कैंसर-**

    A. **आसन**-विपरीतकरणी, सेतु बांध आसन, मर्जरी आसन, शवासन, तितली आसन

    सुप्त बद्धकोण आसन (Reclining Bound Angle Pose) थकान एवं तनाव को कम करता है।

    भारद्वाज आसन-अंडाशय में होने वाले कैंसर के लिए कारगर है।

    वक्रासन-पाचन एवं जी मिचलाने की समस्या को कम करता है।

    सूर्य नमस्कार, योग मुद्रा (Union Pose)

    B. **प्राणायाम**-कपालभाति प्राणायाम, उज्जायी प्राणायाम, अनुलोम-विलोम या नाड़ी शोधन प्राणायाम, प्रणव प्राणायाम (मेडिटेशन)

C. **हस्त मुद्रा**-
  i. **प्राण मुद्रा**-रोग प्रतिरोधक क्षमता को बढ़ाता है जिससे कैंसर रोग का भी निदान होता है।
  ii. सूर्य मुद्रा या अग्नि मुद्रा
D. **मंत्र**-ॐ नमों नमः

14. **पक्षाघात, लकवा या फालिज (Paralysis)**-इसका सम्बन्ध तंत्रिका तंत्र से होता है। गौ मूत्र का सेवन करना चाहिए। यह तंत्रिका तंत्र से सम्बंधित स्ट्रोक में बहुपयोगी है।

   A. **आसन**-सुप्त बद्धकोण आसन, उठितात्रिकोणासन, उत्तानासन, शीर्षासन, सर्वांगासन, सुप्त पादांगुष्ठासन, पर्वत आसन, सिद्धासन, अर्ध मत्स्येन्द्रासन, बालासन, मर्जरी आसन, वज्रासन, गोमुख आसन, वक्रासन, पवनमुक्त आसन, उष्ट्रासन, मंडूक आसन

   B. **प्राणायाम**-कपालभाति, नाड़ी शोधन, उज्जायी प्राणायाम, भ्रामरी प्राणायाम, शीतली प्राणायाम, जालंधर बंध

   C. **क्रिया**-जल नेति, सूत्र नेति

   D. **सूक्ष्म व्यायाम**-सभी प्रकार के सूक्ष्म व्यायाम जो पहले बताये गए हैं करना चाहिए।

   E. **हस्त मुद्रा**-वायु मुद्रा सभी प्रकार के जोड़ों में विकार, लकवा की समस्या

15. **अधकपारी (Migraine)**-

   A. **आसन**-सर्वांगासन, पश्चिमोत्तासन, शीर्षासन, वीरासन, शवासन अर्थात योग निद्रा, शशकासन, हलासन, मत्स्यासन, विपरीतकर्णी, जानुशिरासन

   B. **प्राणायाम**-नाड़ी शोधन (बिना कुम्भक), भ्रामरी प्राणायाम, उद्गीथ, प्रणव प्राणायाम (सिद्धासन और पद्मासन), योग निद्रा

विभिन्न प्रकार के रोग निवारण हेतु आसन, प्राणायाम एवं हस्त मुद्राएँ

C. हस्त मुद्रा-

i. प्राण ऊर्जा के निर्वाध विचरण के लिए हस्त मुद्रा की जाती है।

ii. वायु मुद्रा, अपान वायु मुद्रा (महासिर मुद्रा) सुबह शाम लगभग 15 मिनट करें।

iii. **पान मुद्रा-** सुबह-शाम 5-10 मिनट करें।

iv. **सोहम मुद्रा**-यह मुद्रा सभी अंगों को फिर से पुनऊर्जावान्वित करती है।

16. कमर दर्द (निचली और ऊपरी दोनों में)-

A. आसन-सुप्त वज्रासन, धनुरासन, अर्द्धमत्यासेंद्रासन, चक्रासन, भुजंगासन, मर्कटासन, कंधरासन या सेतु बंध आसन, उष्ट्रासन, शीर्षासन, वक्रासन, मर्जरी आसन, गोमुख आसन, अधोमुख स्वानासन

B. प्राणायाम-कपालभाति प्राणायाम, कुम्भक प्राणायाम, नाड़ीशोधन प्राणायाम

C. हस्त मुद्रा-

i. **मेरु दंड मुद्रा (Back musk or spin at musk)**-तीव्र एवं पुराना कमर दर्द

ii. **दाहिना हाथ (Right Hand)**-अंगूठा, मध्यमा एवं छोटी अंगुली

iii. **बायां हाथ**-अंगूठा एवं तर्जनी के छोर (टिप) को अंगूठे के मध्य में लगाएं (दोनों हाथ से एक साथ करना पड़ता है अलग-अलग मुद्रा के साथ)। गुर्दा, यकृत, अपच और गैस से सम्बंधित समस्या में काम आता है।

17. **मस्तिष्क और याददाश्त-**

   A. **आसन**-पाद हस्तासन, पश्चिमोत्तासन, शीर्षासन, सर्वांगासन, योग मुद्रासन, उत्तानासन, शवासन

   B. **प्राणायाम**-सूर्यभेदी प्राणायाम, भस्त्रिका, अनुलोम विलोम, योग निद्रा

   C. **हस्त मुद्रा**-हकिनी मुद्रा, ज्ञान मुद्रा, बुद्धि मुद्रा

18. **मोटापे की समस्या (Obesity Problem)-**

   A. **आसन**-सूर्य नमस्कार, हलासन, पवनमुक्त आसन, वीर भद्रासन, धनुरासन, नौका आसन, चक्रिका आसन, ट्रकों आसन, कोण आसन, पशु विश्राम आसन, उत्तानपाद आसन, भुजंगासन, चक्की आसन, पश्चिमोत्तासन, गरुण आसन, वक्रासन

   B. **प्राणायाम**-कपालभाति, भस्त्रिका, अनुलोम-विलोम, भ्रामरी प्राणायाम

   C. **हस्त मुद्रा**-सूर्य मुद्रा, कफनाशक मुद्रा 20-25 मिनट, लिंग मुद्रा, व्यान मुद्रा

   पेट की चर्बी कम करने के लिए-पित्तकारक मुद्रा, ज्ञान मुद्रा, व्यान मुद्रा

19. **स्तन कैंसर (Breast-Cancer)-**

   A. **आसन**-गोमुख आसन, मत्स्येन्द्रासन (Reclining Supine Twist), वीर भद्रासन-टाइप 2, बालासन, अर्ध मत्स्येन्द्रासन, मत्स्यासन, चक्रासन, मंडूक आसन, मर्जरी आसन

   B. **प्राणायाम-**

   भस्त्रिका प्राणायाम, कपालभाति प्राणायाम, बाह्य प्राणायाम, उज्जायी प्राणायाम, अनुलोम-विलोम, भ्रामरी, शीतली प्राणायाम

C. **हस्त मुद्रा**-समान मुद्रा, प्राण मुद्रा, गरुण मुद्रा थायराइड, छाती और थाइमस क्षेत्र में काम करता है।

20. अंडाशय या डिम्ब ग्रंथि का कैंसर (Ovarian Cancer)-

A. **आसन**-भरद्वाज आसन, विपरीतकरणी आसन, सुप्त बद्धकोण व तितली आसन, सेतु बंध आसन, मर्जरी आसन, पवनमुक्त आसन, पर्वत आसन बैठकर, शवासन

B. **प्राणायाम**-भस्त्रिका, कपालभाति, उज्जायी प्राणायाम

C. **हस्त मुद्रा**-समान मुद्रा, प्राण मुद्रा, गरुण मुद्रा

पुषाण मुद्रा-दाएं हाथ से व्यान मुद्रा और बाएं हाथ से अपान मुद्रा बनाएं।

21. यकृत या जिगर का कैंसर (Liver-Cancer)-

A. **आसन**-धनुरासन, बद्ध पद्मासन (Bound-Lotus Pose), गोमुखासन, नावासन, अधोमुख स्वानासन, जानू शिरासन, मरीचासन, पश्चिमोत्तासन, सर्वांगासन, शीर्षासन, मर्जरी आसन

परिवृत्त अर्धचंद्रासन (Revolved Half Moon): यकृत के विषहरण के लिए।

परिवृत्त हस्तपादांगुष्ठासन (Revolved Hand to Big Toe Pose)

परिवृत्त पार्श्वकोणासन (Revolved side angle pose)

B. **प्राणायाम**-कपालभाति प्राणायाम, अनुलोम-विलोम प्राणायाम, उद्गीथ प्राणायाम

C. **हस्त मुद्रा**-समान मुद्रा, अपान मुद्रा, मुष्ठि मुद्रा (Fist Pose), पृथ्वी मुद्रा, लिंग मुद्रा, सूर्य मुद्रा (15-20 मिनट तक)

22. मनोरोग की समस्या-मानसिक समस्याओं में अवसाद, तनाव, चिड़चिड़ापन, क्रोध, मोह, लोभ, पार्किन्सन, एल्जाइमर्स, सिजोफ्रेनिया,

भय व असुरक्षा आदि आते हैं। केवल्य धाम, लोनावला के एक शोध के मुताबिक डायबिटीज, उच्च रक्तचाप जैसे शारीरिक रोगों समेत कई ऐसे मानसिक रोग हैं, जिन्हें आधुनिक चिकित्सा विज्ञान में स्थायी बीमारियां माना जाता है, जबकि नियमित योगाभ्यास से न सिर्फ उन पर सकारात्मक असर होता है, बल्कि रोगों को तो शत प्रतिशत ठीक भी किया जा सकता है।

A. **आसन**-वज्रासन में बलासन, विपरीत करनी, योग मुद्रा, सिंघासन, पादहस्तासन 12-15 मिनट, शवासन 5-7 मिनट, वीर भद्रासन, अधोमुख श्वानासन, सर्वांगासन

B. **प्राणायाम**-उज्जायी प्राणायाम, नाड़ी शोधन या अनुलोम-विलोम, भ्रामरी प्राणायाम-15-20 बार, उद्‌गीथ प्राणायाम, ध्यान (मेडिटेशन)

C. **हस्त मुद्रा**-उत्तरबोधि मुद्रा, ज्ञान मुद्रा, अग्नि-शक्ति मुद्रा, अपानवायु मुद्रा, कलेश्वरा मुद्रा, प्राण मुद्रा, अंजली मुद्रा

23. **संधि-वात**-जब जोड़ों में दर्द और सूजन आ जाती है तो उसे सन्धि वात या गठिया भी कह सकते हैं वैसे गठिया (Gouts) सन्धिवात का एक भाग ही तो है।

A. **आसन**-गोमुख आसन, गरुड़ आसन, मत्स्यासन, सर्वांगासन, पादहस्तासन, पश्चिमोत्तासन, धनुरासन, शवासन, त्रिकोणासन, वृ-क्षासन, वीरासन, मर्जरी आसन, कंधरासन, हस्तपादांगुष्ठासन

B. **प्राणायाम**-भस्त्रिका, कपालभाति 20-30 मिनट, अनुलोम-विलोम

शून्यक प्राणायाम-इसमें श्वास को पूरी तरह से बाहर निकालकर और पेट को अंदर से खींचकर श्वास को रोक देते हैं जिससे शरीर में व्याप्त पित्त और तनाव, वात बाहर आ जाता है।

C. **हस्त मुद्रा**-संधि मुद्रा दाएं हाथ से पृथ्वी मुद्रा, बाएं हाथ से आकश मुद्रा एक साथ लगाना।

24. **गर्दन एवं कंधे का दर्द-**

    A. **आसन**-सूर्य नमस्कार, पवनमुक्तासन, अर्धनावासन, गोमुख आसन-भुजंगासन, पर्वतासन, बालासन, शलभासन, मत्स्यासन, मकरासन, ताड़ासन, उष्ट्रासन, शवासन

    B. **सूक्ष्म व्यायाम**-कोहनी चालन, गर्दन का संचालन (Elbow and Neck Rotation), कंधे का संचालन

    C. **प्राणायाम**-ब्रह्म मुद्रा गर्दन के लिए और सदा जवान रहने के लिए (Anti Ageing)

    वायु शामक मुद्रा, जलवर्धक या वरुण मुद्रा, पृथ्वी मुद्रा, अपानवायु मुद्रा, अपान मुद्रा

25. **वायु विवर या साइनस (Sinusitis)**-संक्षेप में साइनस क्या है? हमारे मष्तिष्क में बहुत सारे खोखले छिद्र (केविटी) होते हैं जिनकी वजह से सिर हल्का रहता है। ये श्वास लेने की क्रिया में भी मदगार होते हैं और मनुष्य इन्हीं छिद्रों की वजह से अपनी आवाज सुन पाता है। इसका यौगिक एवं वैकल्पिक उपचार निम्नवत है।

    A. **आसन**-कर्ण पीड़ासन में दोनों कानों को दबाने से म्यूकस निकला जाता है।

    अधोमुख स्वानासन 1, 2, 3 मिनट

    भुजंगासन 20, 40 सेकंड

    जानुशिरासन 20, 30, 60 सेकंड

    सर्वांगासन 20, 40, 60, 90 सेकंड

गोमुख आसन, पवनमुक्त आसन, सूर्य नमस्कार, हलासन, पादहस्तासन, पश्चिमोत्तासन, शीर्षासन, सिंघासन, उष्ट्रासन, ताड़ासन, उत्तानपादासन

B. **प्राणायाम**-भस्त्रिका, कपालभाति, अनुलोम-विलोम, नाड़ीशोधन और विशेषकर सूर्य भेदी प्राणायाम

C. **शुद्धिकरण या सफाई की क्रिया (Cleansing Exercise)**-

सूत्र नेति-नाक को धागे से साफ करना हफ्ते में एक बार और प्राणायाम से पहले, योग गुरु की देखरेख में।

जल नेति (Nasal cleansing with water)–नमकीन और गुनगुने पानी से ही करें।

आधा लीटर पानी में एक चम्मच नमक और कागासन में पैरों में दो फीट का फासला रखते हुए जलनेति करें।

नोट-नाक को सूखने के लिए भस्त्रिका प्राणायाम कर लें।

D. **हस्त मुद्रा**-

i. **महाशीर्ष मुद्रा**–मिग्रने, तनाव, अवसाद, आँखों में तनाव।

ii. **शून्य मुद्रा या आकाश शामक मुद्रा**-वात की समस्या वाले अधिक न करें।

iii. **ब्रह्म मुद्रा**-ऐलर्जी और श्वास से सम्बंधित समस्या के लिए।

iv. **मत्स्य मुद्रा**-आर्थराइटिस, जोड़ों के लिए और साथ ही रोग प्रतिरोधक क्षमता बढ़ती है।

v. **लिंग मुद्रा**-कफ और सर्दी के लिए।

26. **अस्थमा या दमा की समस्या**-श्वसन मार्ग के अवरुद्ध हो जाने के फलस्वरूप श्वास लेने में होने वाली तकलीफ को अस्थमा कहा जाता है। इसके लक्षण सांस की घबराहट, सांस फूलना, खांसी आदि है।

विभिन्न प्रकार के रोग निवारण हेतु आसन, प्राणायाम एवं हस्त मुद्राएँ

निवारण के उपाय-

A. आसन-अधोमुखश्वानासन, उष्ट्रासन, धनुरासन, भुजंगासन, हलासन, पश्चिमोत्तासन, सेतुबंधासन, मत्स्यासन, सर्वांगासन, शीर्षासन, अर्द्धमत्यासेंद्रासन, बद्धकोणासन और तितली आसन, पूर्वोत्तासन, पवनमुक्तासन

शवासन (सबसे कारगर): लगभग 10 मिनट तक करें।

B. प्राणायाम-भस्त्रिका, कपालभाति, नाड़ीशोधन, सूर्य भेदी प्राणायाम

C. शोधन क्रिया (Cleansing Activity)-शुद्धि की क्रियावात, पित्त, कफ को संतुलित करती है।

षट्कर्म (शुद्धि क्रिया योग): हठयोग की छह क्रियाएं हैं-

धौति, वस्ति, नेति, त्राटक, नौली, कपालभाति जिसमें से हम नेति का उपयोग करते हैं।

i. **नेति**-नाक से बलगम निकालता है।

ii. **कुंजल क्रिया**-इससे पेट में व्याप्त बलगम खत्म हो जाता है।

D. हस्त मुद्रा-

अस्थमा मुद्रा (तीव्र अस्थमा के अटैक में) दोनों हाथों की मध्यमा अंगुली के नाखूनों को पूरा मिलाएं और दबाव दें, बाकी अंगुली खुली रखें।

पृथ्वी मुद्रा, लिंग मुद्रा, सूर्य मुद्रा, श्वास नलिका मुद्रा

E. आहार एवं आयुर्वेद-करेले का एक चम्मच पेस्ट शहद और तुलसी के पत्ते के रस के साथ मिलाकर खाने से फायदा होता है।

आम स्वास्थ्य समस्याओं का उपचार

दादी और नानी माँ के घरेलू नुस्खे

1. **जोड़ों का दर्द-**
   i. छः ग्राम धनिया पाउडर में 10 ग्राम चीनी मिलाकर सेवन करने से जोड़ों के दर्द में आराम मिलता है।
   ii. लहसुन की दो-चार कलियाँ छीलकर पानी के साथ खाली पेट लेने से फायदा होता है।
   iii. सरसों के तेल में कपूर मिलाकर लेप लगाने से लाभ मिलता है।

   सावधानी-जब तक रोग ठीक न हो जाए पालक, टमाटर, चावल, दही को भोजन में शामिल न करें।

2. **सरदर्द/अधकपारी-**
   i. तवे पर थोड़ा सा लौंग गर्म करके उसे कपड़े में बांधकर सूंघते रहें।
   ii. माइग्रेन या अधकपारी होने पर रात को सोते समय बादाम का तेल 3-3 बूँद दोनों नासिका में डालें। गाय का घी भी प्रयोग में ला सकते हैं।
   iii. नाक में एक बूँद शहद डालें। ध्यान रहे, यदि सर में दायीं तरफ दर्द हो तो बायीं नासिका में डालें और यदि बायीं तरफ दर्द हो तो दायीं नासिका में डालें।
   iv. सुबह खाली पेट सेब काटकर काला नमक डालकर खाएं तो सर दर्द में फायदा होगा।

v. 240 ग्राम दूध में 4 छुहारे डालकर उबालें और उसको खा लें और फिर उस दूध में गाय का घी मिलाकर पी जाएँ। माइग्रेन में आराम मिलेगा।

3. **गले का दर्द/खरास-**

i. एक कप पानी में आधा ग्राम सेंधा नमक या हींग डालकर रात को सोने से पहले गरारे करें।

ii. गुनगुने पानी में नीम्बू का रस और एक चुटकी नमक डालकर कुल्ला करें।

iii. शलजम को पानी में उबालकर पीने से गले का खरास खत्म हो सकता है।

4. **कान का दर्द-**

i. तुलसी के पत्तों को पीसकर उसके रसको निचोड़कर गर्म करें और सामान्य होने पर 4 बूँदें कान में डालें।

ii. आम के ताजे पत्तों का अर्क गुनगुना करके कानों में डालें।

iii. सरसों के तेल में लौंग को जलाकर बारीक कपड़े से छान लें और उस तेल की 3 बूँदें कान में डालें।

iv. प्याज का रस गुनगुना करके छानकर कान में डालने से आराम मिलता है।

v. मुलेठी को घी में मिलाकर गुनगुना करें और कान के आस-पास इसका लेप लगाएँ। ऐसा करने से दर्द में आराम मिलता है।

5. **नाक का दर्द-**

- 3-4 काली मिर्च शक्कर के साथ चबाने से अप्रत्याशित लाभ मिलता है।

- कपूर को पीसकर गुलाब जल में मिलाएं और छान लें और इसको नाक में डालें। नकसीर अर्थात नाक से निकलने वाला खून बंद हो जायेगा।
- अदरक और पुदीने का रस बराबर मात्रा में ले।
- शीशम के पत्ते को पीसकर छान लें और उसको नाक में 2-3 बूँद डालें। नकसीर अर्थात नाक से निकलने वाला खून बंद हो जायेगा। अथवा, पीसे हुए सीसम के पत्ते का दो चम्मच रस प्रतिदिन एक कप पानी में डालकर पीने से नकसीर जड़ से खत्म हो सकती है।

6. **बेल का तेल**-एक माह तक लगातार वातसार (बेल) का तेल नाक में डालने से व्यक्ति पांच सौ वर्ष तक जीवित रह सकता है।

7. **दांतों के दर्द का उपाय-**
   i. एक चम्मच तिल का तेल 20 मिनट तक मुँह में रखें और फिर थूक दें। निगलना नहीं है, गुनगुने पानी या गुनगुना नमक पानी से कुल्ला करें और बाद में ब्रश कर लें, आराम मिलेगा।
   ii. सरसों के तेल में हल्दी पाउडर मिलाकर सोने से पहले दांतों पर मालिश करने से पायरिया जड़ से खत्म हो जाता है।
   iii. आधा चम्मच नमक+सरसों का तेल+नीम्बू के रस का पेस्ट बनाकर मसूड़ों पर तब तक मालिश करें जब तक ठीक न हो जाये। कुछ दिन तक दिन में दो बार करें।

8. **पाचन सम्बन्धी समस्या-**
   (क) **कब्ज**-कब्ज उसस्थिति को कहते हैं जब किसी व्यक्ति का मल कड़ा हो जाता है।
       a. **समाधान**-पत्तागोभी का जूस दिन में दो बार पीने से कब्ज की समस्या का समाधान होता है।

b. आधा गिलास पालक के जूस में आधा गिलास पानी मिलाकर पीयें, लाभ मिलेगा।

c. सुबह-सुबह पपीता खाकर दूध पीने से कब्ज से राहत मिलती है।

d. सुबह-शाम एक गिलास पानी में एक चम्मच शहद+आधे निम्बू का रस+एक चुटकी नमक पीने से कब्ज दूर हो जाता है।

e. एक चम्मच भुना हुआ जीरा पाउडर आधे गिलास पानी में मिलाकर लें।

(ख) अपच, अजीर्ण या बदहजमी-इसमें पेट के ऊपरी हिस्से में दर्द होता है। ऐसा लगता है जैसे पेट पहले से भरा हुआ है-

a. एक गिलास पानी में एक चुटकी हींग+एक चुटकी काला नमक मिलाकर दिन में दो से तीन बार लें।

b. चावल के माड़ में शहद मिलाकर लेने से यह रोग दूर होता है।

c. निम्बू पानी या मौसमी, अनार का ताजा रस अथवा पुदीने की चटनी ले सकते हैं।

d. अनानास, ककड़ी, संतरा, गाजर या चुकंदर का जूस लें।

e. भोजन से पूर्व आधा चम्मच अदरक का रस लें तो फायदा अवश्य होगा।

(ग) अम्लपित्त (एसिडिटी)-

a. पका हुआ केला खाने से यह रोग दूर होता है।

b. एक गिलास पानी या छाछ और एक चम्मच भुना हुआ जीरा मिलकर पीना है। अगर काला जीरा हो तो बहुत अच्छा होगा।

c. कुंजल क्रिया करें।

d. नारियल पानी और बेल का शर्बत।

e. पत्तागोभी+गाजर का जूस लें।

f. ककड़ी, लौकी, सेब, मौसमी, तरबूज, पेठे का रस।

g. गर्मी और वर्षा ऋतु में गाय के घी का सेवन अधिक करें।

(घ) **दस्त लगना-**

a. पका हुआ केला खाना चाहिए।

b. दो चम्मच दही में आधा चम्मच मेथी दाना, आधा चम्मच जीरा मिलाकर चार बार लें।

9. **पेट में गैस (वातरोग)**-दोनों एक ही बात है।

i. दर्द में आधे चम्मच अजवाइन के चूर्ण में काला नमक मिलाकर गुनगुने पानी से लें। लेकिन यदि दूध पी रखा है तो दूध पीने के 35-40 मिनट के बाद।

ii. हींग को गर्म पानी में घोलकर नाभि में लगाने से पेट दर्द में राहत मिलती है।

iii. लहसुन की दो-तीन काली मोनक्के का बीज निकालकर उसमें लहसुन की कली डालकर भोजन के बाद खा लें या निगल जाएँ। गैस निकल जाएगी।

iv. आधा चम्मच मेथी सुबह-सुबह गुनगुने पानी के साथ लें।

v. गेहूं की बासी रोटी में एलोवेरा का गुदा मिलाकर सुबह रोटी में बिना घी लगाकर खाने से वात रोग समाप्त हो जाता है।

vi. दिनभर में 8-10 गिलास पानी पीना चाहिए।

vii. भोजन चबा-चबाकर खाना चाहिए, अर्थात एक निवाले को लगभग 32 बार चबाएं, फिर निगलें।

viii. दो चम्मच मेथी दाना को चार चम्मच एलोवेरा के रस के साथ मिलाकर लेना चाहिए।

10. गुड़ और चने का बेजोड़ संगम-

i. गुड़ के साथ 50 ग्राम चना खाने से पित्त एवं अपच की समस्या समाप्त हो जाती है। साथ ही, शरीर की रोग प्रतिरोधक क्षमता भी बढ़ती है।

ii. मूत्र से सम्बन्धी विकार समाप्त हो जाता है।

iii. नामर्दी की समस्या का समाधान होता है।

iv. चेहरे पर चमक एवं चमड़ी स्वस्थ रहती है।

v. भुना हुआ चना बिना छीले खाने से वजन कम होता है, पाचन प्रणाली दुरुस्त होती है, हड्डियां मजबूत होती हैं, ह्रदय रोग में लाभ होता है, बुढ़ापा नहीं आता। साथ ही, आँखों की लिए लाभदायक, कैंसर रोग, रक्त की कमी को दूर करता है। इसके अलावा, पीलिया रोग में लाभकारी, महिलाओं में हार्मोन का स्तर नियमित रखने में सहायक, मधुमेह में लाभ, रक्त चाप नियंत्रित रहता है और चेहरे पर झुर्रियां नहीं आती है।

vi. स्वाशनली सम्बन्धी बीमारी खतम हो जाती है अगर भुना हुआ चना और एक गर्म प्याली गाय का दूध सोने से पहले लिया जाए।

11. उत्कृष्ट सेक्स जीवन-

i. प्रतिदिन अनार का जूस लें।

ii. दूध में सूखा 3-4 अंजीर उबालें। उसको खा जायें और ऊपर से दूध पी लें।

iii. सुबह खाली पेट एक चम्मच हल्दी पाउडर और एक चम्मच शहद मिलाकर लेने से परिणाम आश्चर्यजनक रूप से लाभकारी होता है।

12. **नपुंसकता-**
    i. गुड़ और काले तिल का लड्डू बनाकर रोज खाएं जब तक ठीक न हो जाएँ।
    ii. दूध में जायफल को घिसकर मिला लें और चार दिन तक नियमित रूप से लें।

13. **बंधत्व, बांझपन-**
    i. शतावरीको घी और दूध में मिलाकर लेने से बांझपन के साथ गर्भाशय से सम्बंधित विकार समाप्त हो सकते हैं।
    ii. मासिक धर्म के बाद तुलसी का बीज चबाने से, काढ़ा बनाकर या पानी की साथ पीसकर लेने से गर्भधारण की संभावना बढ़ जाती है।
    iii. मासिक धर्म के बाद एक हप्ते तक ढाई ग्राम नागकेसर की चूर्ण को दूध के साथ लेने से समस्या खत्म हो जाती है।

14. **भुना हुआ लहसुन-**
    i. संतुलित कोलेस्ट्रॉल के लिए भुना हुआ लहसुन लाभदायक है।
    ii. रक्तचाप नियंत्रित करता है।
    iii. शरीर की रोगप्रतिरोधक क्षमता को बढ़ाता है।

15. चार नाशपाती का जूस पीयें, पेट साफ हो जायेगा। पेट में घाव और लिवर के लिए भी लाभदायक है।

16. जौ का दलिया खाएं, पेट साफ रहेगा। उसके बाद 300 ग्राम दूध में 300 ग्राम पानी मिलाकर पीयें।

17. यदि घुटने में दर्द न हो तो टमाटर का सूप पीयें। शरीर सेटॉक्सिन्स बाहर निकल जायेगा।

18. यदि बवासीर में मस्सा है तो कच्चे पपीते का दूध रूई में लगाकर मस्से पर लगाएं, मस्सा खत्म हो जायेगा।

19. भूमि आवला लिवर के लिए रामबाण है। लिवर के किसी भी तरह के रोग में यह लाभदायक है।

20. यदि खूनी बवासीर है तो नागदोन के तीन पत्ते और तीन काली मिर्च पीसकर पिला दें, खूनी बवासीर ठीक हो जायेगा।

21. दमा की समस्या है तो दम बेल के तीन पत्ते पीसकर पिला दें। दमा ठीक हो जायेगा। लेकिन ध्यान रहे, आधे घंटे तक कुछ नहीं खाना है।

22. साल में 15 दिन जामुन खा लें तो पथरी नहीं होगी। इसके अलावा, पत्थरचट्टा के दो पत्ते सुबह, दोपहर, शाम तीन बार लें तो भी पथरी जड़ से खत्म हो जाएगी।

23. लौंग को देसी घी में भूनकर थोड़े से पानी में गुनगुनाकर के दें, उल्टी दस्त बंद हो जाएगी।

24. दूर्वाघृत लिवर के लिए रामबाण औषधि है।

25. अगर निम्न रक्तचाप है तो रात में 30 किशमिश भिगो दें और 32 दिन तक लगातार लें और किशमिश खाने के दो घंटे के बाद ही कुछ और खाएं, लाभ अवश्य मिलेगा।

26. गोखरू (गोक्षुर, गुडखुल) औषधीय उपयोग में हरफनमौला है। इसके नियमित सेवन से महिलाओं में पी.सी.ओ.डी. की समस्या का समाधान होता है। साथ ही, एक्जिमा, बढ़ती उम्र, दिल के लिए अर्थात ब्लड कोलेस्ट्रॉल, ब्लडशुगर, रक्तचाप को नियंत्रित करने के लिए भी इसका उपयोग किया जाता है।

27. बला एक ऐसी जड़ी बूटी है जिसका जड़, छाल, बीज, पत्ता सभी को उपयोग में लाया जा सकता है। यह वात-पित्त दोष को दूर करने के साथ-साथ त्वचा रोग, मधुमेह, गठिया, लकवा, शारीरिक कमजोरी आदि में भी लाभदायक होता है।

28. अगर एलर्जी है तो हल्दी को घी में भून कर लें, फायदा अवश्य मिलेगा।

29. परवल और लौकी की सब्जी के इस्तेमाल से मल साफ होता है। अत: इनका इस्तेमाल हमेशा किया जाना चाहिए।

30. सोंठ, आंवला, छोटी पीपल के चूर्ण को शहद के साथ छाटने से अथवा बकरी के गर्म दूध के साथ लेने से हिचकी आनी बंद हो जाती है।

हस्त मुद्राएँ

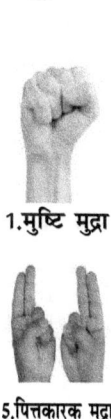 1. मुष्टि मुद्रा

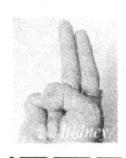 2. कफ शमक मुद्रा

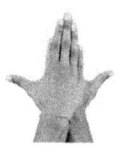 3. मत्स्य मुद्रा

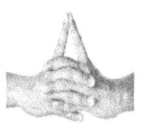 4. उत्तरबोधि मुद्रा

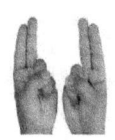 5. पित्तकारक मुद्रा

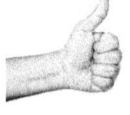 6. मेरूदंड मुद्रा

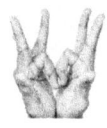 7. अस्थमा मुद्रा

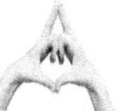 8. कलेश्वरा मुद्रा

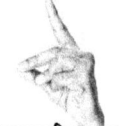 9. श्वासनलिका मुद्रा

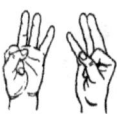 10. सन्धि मुद्रा

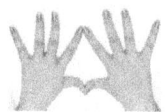 11. पान मुद्रा

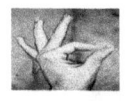 12. सोहम मुद्रा

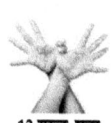 13. गरुड़ मुद्रा

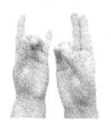 14. पुषान मुद्रा

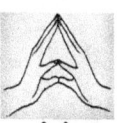 15. हकिनी मुद्रा

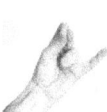 16. महासीर मुद्रा

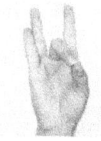 17. अग्नि मुद्रा

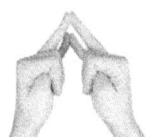 18. शक्ति मुद्रा

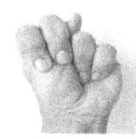 19. कश्यप मुद्रा

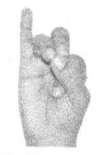 20. अपानवायु मुद्रा

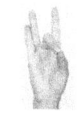 21. आकाश मुद्रा

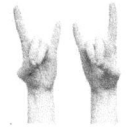 22. अपान मुद्रा

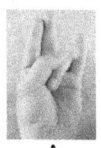 23. सूर्य मुद्रा

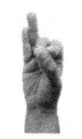 24. व्यानवायु मुद्रा

योग को अपनाएं बीमारियों से मुक्ति पाएं

25.प्राण मुद्रा

26.रूद्र मुद्रा

27.लिंग मुद्रा

28.लोटस मुद्रा

29.पृथ्वी मुद्रा

30.वरुण मुद्रा

31.ध्यान-2 मुद्रा

32.योनि मुद्रा

33.अभय मुद्रा

34. शुन्य मुद्रा

35.वायु मुद्रा

36.ध्यान-1 मुद्रा

37.गणेश मुद्रा

38. ज्ञान मुद्रा

39.विष्णु मुद्रा

40.अंजलि मुद्रा

41.वरुण मुद्रा

42. त्रिदोष नाश मुद्रा

43.जल शामक मुद्रा

44.वज्र मुद्रा

45.कुंडलिनी योग मुद्रा

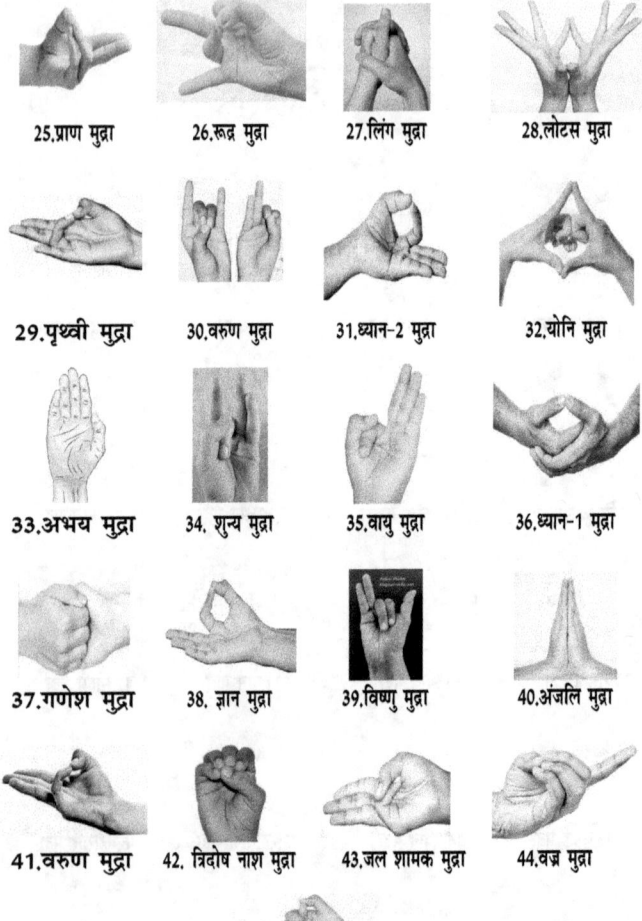

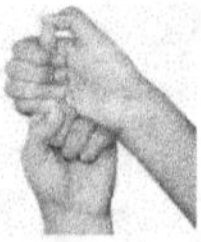

www.ingramcontent.com/pod-product-compliance
Lightning Source LLC
LaVergne TN
LVHW021825060526
838201LV00058B/3509
9789355541932